JN070866

創薬の課題と未来を考える

バイオベンチャーがこれから成長するために必要な8つの話

監修
NLSパートナーズ

バイオベンチャーキャピタリスト
栗原 哲也

はじめに　～日本から「モデルナ」を生む創薬環境を作るために～

みなさんは、ベンチャーと聞いて何を思い浮かべるでしょうか。

多くの方の頭に浮かぶのは、会社としては設立からまもなく規模も小さいけれども、意思決定が速く、若くても責任感のある仕事を任せられるような勢いのある企業でしょうか。最近だとメルカリ、ひと昔前だとグリーやDeNAといったＩＴベンチャーを思い浮かべる方も多いでしょう。米国では、もともとＩＴベンチャーであったGoogleやAmazonは、わずか20年のうちに世界的な大企業の一角にまで成長しています。

このように、ＩＴベンチャーによる製品やサービスは、私たちの日常生活の中で比較的身近なところに存在していますので、会社名にも親近感がわきますが、私が関わっているのは「バイオベンチャー」です。

バイオベンチャーについて知る人は、どれくらいいるでしょう。そもそもバイオベンチャーとは何か？　分からない人も多いでしょうから、まずはそこから説明していきます。

バイオベンチャーは世界を救う

一言で言うと、画期的な新しい薬を創り出すことを目指し、薬そのものや、それを可能にする技術を開発しているのがバイオベンチャーです。

例えば、新型コロナウイルス感染症のワクチンを創った米国のモデルナは知っていると思います。ワクチンの呼び名としては、繰り返し聞くことになりましたが、それまで、この会社については全く知らなかったのではないでしょうか。というのも、モデルナは、たった10年前にできたばかりのバイオベンチャー企業なのです。それが今や、日本のほとんどの大手製薬会社よりも、時価総額は大きくなっています。新しい分野やビジネスモデル、テクノロジーによって急激に成長を遂げたITベンチャーとも重なるのではないでしょうか。

確かに、モデルナがここまで一気に大きくなり、有名になったのは、優れた技術はもちろんですが、外部環境や運もありました。Google や Amazon のサービスが万人向けであるのに対して、薬は病気を治療したり予防したりするために使われるものなので、社名が一般に広く知られるケースは稀《まれ》であるからです。バイオベンチャーが全て、このように成功できるわけではなく、モデルナの例はコロナ禍という特殊な状況もあいまった事例ではあります。

しかし日本には、モデルナに匹敵するような素晴らしい技術やアイデアに取り組む研究者がたくさんいます。バイオベンチャーとして成功するかどうか？　これらの技術やアイデアをどのように形にできるのか？　やり方次第だと、私は考えています。

バイオベンチャーは、人生100年時代といわれる今、私たちができる限り長く、健康に生活していくためにも重要な役割を担っていることは間違いありません。後述する通り、今や製薬会社よりも多くの薬を生み出しているのがバイオベンチャーです。新型コロナウイルスワクチンの例のように、時には、日本を、世界を救うのがバイオベンチャーかもしれません。

本書では、私たちの生活にとって大事なバイオベンチャーが、どうしたら羽ばたいていけるのか、私なりの意見を書いていきたいと思います。

子どもの頃から胃腸が弱く薬に興味

まずは、自己紹介をします。

今、私が仕事をしているのは、ベンチャーキャピタル（VC）です。その中でも特に、冒頭でお伝えしたようなバイオベンチャーに特化して投資を行うVCです。そこで働き始めて丸5年になりますが、前職でも違う立場から同じようなことをやっていたので、かれこれ20年近く、薬に関わる仕事に携わっていることになります。

そもそも私は、昔から胃腸が弱い少年でした。父もそうだったのでおそらく遺伝なのでしょうが、そうしたことを最初に強く意識したのは高校生の頃でした。好奇心だけは旺盛だった私は、おなかの病気が起こる仕組みを調べているうちに、漠然と、医者か薬の研究者になりたいと思うようになっていました。それが講じて、大学では自分の胃腸と真剣に向き合い、胃腸の働きのメカニズムと薬の研究をしていました。

２００９年に大学を卒業する際には、製薬会社の研究職などに進む道も考えましたが、結局、外資系証券会社で製薬業界のＭ＆Ａに携わる道を選びました。学生時代にベンチャーで製薬業界の分析をする仕事をしていたことと、ちょうどこの頃、製薬業界の構造が一変し、多くの大手製薬会社が生き残るためにＭ＆Ａをしていたために、そこに面白みを感じたからです。

製薬会社で研究者とバイオベンチャーとを橋渡し

２０１２年に製薬会社に移り、そこからはバイオベンチャーとの付き合いが、より濃密になりました。魅力的なバイオベンチャーを探してきては投資をしたり、自社の研究者とバイオベンチャーとの共同研究開始のための橋渡しをしたりしました。また、バイオベンチャーを支える仕組み（エコシステム）作りにも奔走してきました。エコシステムについては、のちほど本編で説明します。

現在は、日本国内のバイオベンチャーを中心に、投資とその後の支援を行っています。その中には、優れた技術を持つアカデミアの先生と、ゼロからバイオベンチャーを立ち上げるようなケースもありました。

また、自身でも投資先のバイオベンチャーの社長を2年間経験しました。この時は、設立準備から含めると3年近く携わり、事業戦略立案や資金調達はもとより、登記のための役所や税務署への書類提出、社内規則のとりまとめ、従業員の入社手続きに勤怠管理と給与計算……と、全て自分の手を動かしてバイオベンチャーを前に進めていくことを経験しました。VCという、バイオベンチャーに投資を行う立場にいながらこのような経験をして、バイオベンチャーの社長の大変さを痛感しましたし、バイオベンチャー側に立って物事を見られるようになったことが、何よりもプラスになりました。

そんな会社でしたが、私の何倍も薬を創ることに詳しく、情熱を持った社長さんに来ていただくことができ、私は無事役目をバトンタッチすることができました。

バイオベンチャーはITベンチャーに比べて難しいのか？

さて、本書は、つぎの2タイプの方たちに読んでいただけたらと考えています。

①バイオベンチャーや、バイオベンチャーに投資するVCについて知りたい方
②バイオベンチャーを起業したいと思っている先生や研究者の方

バイオ領域に特化していない投資家のみなさんや業界横断的にベンチャーをサポートしている方からは、ＩＴベンチャーに比べてバイオベンチャーは難しいと言われることが数多くあります。それはおそらく、体内で医薬品が作用するメカニズムが難解なこと、基礎研究から臨床試験を経て上市《じょうし》するまでの承認プロセスが複雑なこと、そしてバイオベンチャーの資金調達がこれらと密接に関わり合いながら行われることが、理解を難しくしている要因になっているのだと思います。

ですが、良いサイエンスを見極めることができる目利き力を除けば（ここがバイオベンチャーに投資をする我々ＶＣの腕の見せ所の一つなのですが）、さして理解が難しいものではありません。

大学で研究する先生や研究者の方にとっても、バイオベンチャーを設立することは、その研究成果を実用化するための近道であり、成功するチャンスでもあると思います。また今は、日本のベンチャーエコシステムが急速に整備されつつあるため、以前よりも格段に参入しやすくなりました。

バイオベンチャーの情報の共有化

しかし、大学の先生や研究者の方と話していると、素晴らしい研究成果や技術を持っているにもかかわらず、起業に踏み切れない方が非常に多い印象を受けます。研究の世界とビジネスの世界は異なるからという不安を抱き、起業したいけれども一体何から始めたらよいのか、いくらかかるのか、どのような知識が必要なのか、起業した後はどのような工程をたどるのか分からない。そんな声をよく耳にします。

こういった方たちに対して、私の経験がお役に立てるのではないか。そう考え、私が学んできたことや経験してきたことを活かし、バイオベンチャーに関わる一連の情報を整理して、本書では伝えていきます。

さらに、起業を目指す方には、私やバイオベンチャーの経営者が過去にぶち当たった壁や経験した失敗も参考になるかもしれません。バイオベンチャーが悩む点やつまずく点は同じだからです。

加えて、米国のバイオベンチャー界隈は、日本より1周も2周も早く発展していますので、米国と比較をしながら、日本のバイオベンチャーにも有益になる情報や活用できるようなポイントをまとめました。

人間誰しも、生きていれば多かれ少なかれ病に直面しますし、薬を必要とします。私ももとは自分の胃腸の薬を創りたくて、薬の研究をしてきました。

一方で、まだまだ根治させることができる病は限られており、新薬を望む患者さんやご家族がたくさんいます。新たな感染症の脅威にさらされるようなこともあるかもしれません。人生100年時代において、画期的な新薬を世に出す様々なピースの1つとして、バイオベンチャーの重要性はさらに増してくるに違いありません。

本書によって、そのようなゴールのお手伝いができれば幸いです。

栗原哲也

バイオベンチャーが
これから成長するために必要な8つの話

目次

第2章

1つの新しい薬ができるまで

第3章 バイオベンチャーの成功を支えるエコシステム

第4章

バイオベンチャーの起業タイミングとその方法

第5章 VCの仕組み、バイオ投資とIT投資の違い

第6章

バイオベンチャーの成功確率を上げるために

第7章 バイオベンチャーとエグジット

第8章 創薬分野のベンチャーキャピタリストという仕事

※本書においては、1ドル＝140円として換算しています。

編集協力　赤木 洋
　　　　　平山ゆりの
図表作成　ティー・ハウス

第1章

バイオベンチャーの役割

～薬を創る主戦場は製薬会社からバイオベンチャーへ

ファイザーとモデルナ、二大コロナワクチンの源泉はバイオベンチャー

ファイザーという製薬会社の名前を聞いたことはあるけれど、新型コロナウイルスワクチンが普及するまで、モデルナという名前をご存じなかった方がほとんどだったのではないでしょうか。この2社はいずれも新型コロナウイルスワクチンを開発した製薬会社ですが、その成り立ちやビジネスモデルは全く異なります。

2つの会社を比べる前に、みなさんの記憶にも新しいところで、新型コロナウイルス感染症の発生から、ワクチン開発までを簡単に振り返ってみましょう。

2020年4月、緊急事態宣言発令

2019年12月上旬、中国湖北省武漢市で肺炎の集団発症が報告されました。年が明けた2020年1月初めには、世界保健機関（WHO：World Health Organization）により、この肺炎が新型コロナウイルスによる感染症であるとの声明が出され、日本においても法令によって新型コロナウイルス感染症と命名されました。

私たちは、歴史の教科書で、天然痘やペストなど人類を脅《おびや》かしてきた歴史上の感染症の世界的な流行（パンデミック）について学びました。しかし、先進的な医療が普及する21世紀になり、まさかこれほどまでのパンデミックが起こると誰が想像できたでしょうか。

感染拡大と最大限の注意喚起を促す報道が連日のようになされる中で、日本でも２０２０年４月、戦時下であるかのような緊急事態宣言が出されます。外出も制限され、多くの人々の生活が一変することとなりました。いつ終息するとも分からない未曽有《みぞう》の事態に、私を含め、みなさん不安を抱えたことと思います。

未知のウイルスへの人類の対抗手段の一つは、ワクチンです。ワクチンが承認されて世界に普及するためには、まずはワクチンを創り出すための基礎研究と動物実験が必要です。その後、ヒトへ薬の投与を行い安全性と効果を検証する、臨床試験が必要になります。私たちのような薬を創ることに関わる者の間では、それぞれ少なくとも年単位での時間が必要となるという常識がありました。そのため、ワクチンや治療薬ができるのは、大分先のことになると考えていました。

バイオ界衝撃！　コロナワクチン開発がたった１年で実現

ところが、新型コロナウイルスの遺伝子情報などの特徴が明らかになってくるとともに、様々な製薬会社や研究機関においてワクチンの研究開発がなされ、武漢での最初の肺炎の報告からわずか1年後の２０２０年12月に、ファイザー製およびモデルナ製のワクチンが、まずは海外で承認を受けます。その後日本でも承認を受け、２０２１年2月から接種が始まりました。このスピード感には、驚嘆しました。

ここで、ファイザーとモデルナの比較に話を戻します。ファイザーは、１８４９年設立の米国に本社を置く長い歴史と伝統のある製薬会社で、新型コロナウイルスが蔓延《まんえん》する前の２０１９年の年間売上高ベースで、日本では第1位となる５６９５億円、全世界でも第2位となる５１7億ドルの、従業員7万９０００人を抱える世界的な規模を誇るメガファーマの一角です。ちなみに、この年の売上高世界1位はスイスのロシュです。

一方、モデルナは米国の細胞生物学者の Derrick J. Rossi の研究をもとに、２０１０年に Flagship Pioneering という米国の大手ＶＣが主導して設立されたバイオベンチャーです。今回のモデルナ製新型コロナウイルスワクチンに使われた、「メッセンジャーＲＮＡ」に関連する画期的な技術を保有しています。２０１８年12月には、ハイテク企業やＩＴ関連企業など新興企業向けの世界を代表する市場である米国ＮＡＳＤＡＱ市場に上場を果たしていますが、２０１９年の年間売上高はわずか０・６億ドル、従業員数８３０人の小さな会社でした。

ファイザー製のワクチンも、その源泉はバイオベンチャー

世界的な大手製薬会社であるファイザーと、設立わずか10年程度のバイオベンチャーであるモデルナ。両社が同じ開発スピードを持ち、市場への浸透を二分するようなワクチンを開発したことは大きな意味がありました。

それは、新型コロナウイルス感染症の蔓延という特殊環境下であったにせよ、優れた技術を源泉とするバイオベンチャーが、起業してから数年という短期間のうちに世界的な研究開発体制を誇る大手製薬会社に引けを取らないスピードで、質の高い医薬品を創り出すことができたということです。

また、日本ではあまり表立って報道はされていませんが、ファイザーのワクチンも、もともとは２００８年に設立されたドイツのバイオベンチャーであるビオンテック（BioNTech）が途中まで研究開発を進め、その先をファイザーと共同開発して承認に至った製品です。つまり、ファイザー製のワクチンも、源泉はバイオベンチャーなのです。

企業の規模を維持していくには画期的な技術に舵《かじ》を切ることが難しい大手製薬会社に対して、その製薬会社が躊躇《ちゅうちょ》するような難しい分野へチャレンジしていくのがバイオベンチャーです。今回のワクチン開発には、そんなバイオベンチャーが大きな役割を果たしたのです。

ここまで、新型コロナウイルスワクチンという、比較的身近な事例を挙げてきましたが、実

は最近新しく開発された薬の多くは、製薬会社ではなくバイオベンチャーで開発されたもの、もしくはもともとの起源（アイデア）をバイオベンチャーに持つものです。

米国で承認された薬を見てみると、近年すでにバイオベンチャーを起源とする薬の数が、製薬会社により創られた薬の数を逆転しており、薬を創る主戦場が製薬会社からバイオベンチャーに移ってきていることが分かります。

製薬会社やバイオベンチャーなど薬業界を取り巻く状況

では、製薬業界の変遷と、薬を創る主戦場が製薬会社からバイオベンチャーに移った経緯から整理していきましょう。

1990年から2000年代前半の製薬業界（絶頂期）

過去、1990〜2000年代前半までの製薬業界は、低分子医薬品と呼ばれる、化学的に合成される分子サイズの小さな薬が主流でした。低分子医薬品は長年開発されてきたため技術が蓄積されており、比較的コストを抑えた開発が可能でした。

例えば、解熱鎮痛剤として知られるロキソニンやカロナールなどの経口薬は、低分子医薬品に当たります。この時期には、特に米国において新薬の承認制度がそれほど厳しくなかったこともあり、製薬会社は、高血圧や糖尿病のような患者数が非常に多い疾患を対象に低分子医薬品を開発し、莫大な広告宣伝費を費やすことで大きな市場を獲得してきました。

全世界での1年間の売上が10億ドル、もしくは1000億円を超える医薬品を「ブロックバスター」と呼びますが、多くのブロックバスターが誕生した時代でした。

研究開発に資金を投入すればするほど、新たなブロックバスター候補となる低分子医薬品を創り出すことが可能であったため、スケールメリットが存在しました。製薬会社各社はより大きな研究開発費と広告宣伝費を捻出するため、同業他社同士の買収を繰り返し、規模を大きくしていきました。毎年多額の研究開発費を拠出するにもかかわらず、大手製薬会社の営業利益率は30%を超えるようなことも珍しくありませんでした。

もう一つ特筆すべき点として、当時の製薬業界には「NIH症候群」と呼ばれる風潮が存在しました。これはNot Invented Hereの略で、自前主義とも呼ばれます。自分の会社の研究水準の高さに自信を持ち、自分たちが開発するものに価値を置き、自分たちが開発したものではない外部の技術を採用することを嫌っていました。

２０００年代後半から２０１０年代前半（転換期）

しかし、製薬会社が集約され、どんどん大きくなっていくと流れも変わっていきます。その転換点が、製薬業界にとって「２０１０年問題」と呼ばれるものでした。

製薬会社はそれぞれの医薬品について特許（主に、物質特許、製法特許、用途特許、製剤特許の4種類があります）を取得します。そして、その特許を保有する製薬会社は、特許の存続期間にわたって、医薬品を独占的に販売することが可能です。ところが、２０１０年前後に、多くの人が服用するブロックバスター、つまり製薬会社に多額の利益をもたらしていた薬の特許が一斉に切れ、大手製薬会社の収益構造が大きく変化せざるを得なくなったのです。医薬品の世界では、特許が切れた製品はジェネリック医薬品に置き換わります。日本でもジェネリック医薬品のＣＭをよく見かけるようになったのはこの頃からです。

ジェネリック医薬品とは、新薬として発売された先発医薬品の特許が切れた後、ジェネリック医薬品メーカーが先発医薬品と同じ有効成分を持つ製品を製造し、先発医薬品よりも安価で販売するものです。コピーや廉価版、まがい物ではなく、同じ品質・効き目・安全性を持つ製品がより安い価格で売られるのですから、多くの先発医薬品（新薬）がこの時点で売上の大半を失うことになります。先行者利益がなくなるというわけです。

一度特許が切れると、米国では先発医薬品の90％、日本でも70～80％がジェネリック医薬品

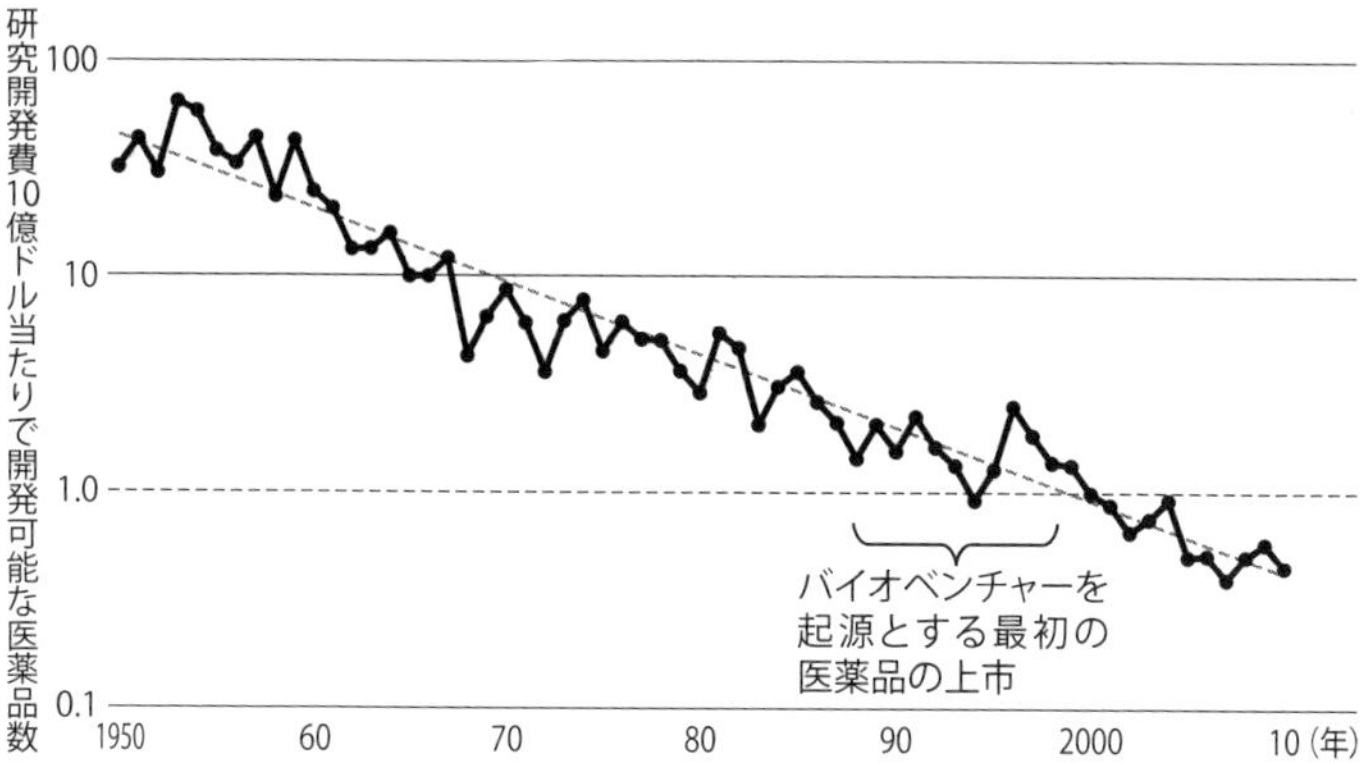

図1-1　研究開発効率の低下

出典：Nature Review Drug Discovery「Diagnosing the decline in pharmaceutical R&D efficiency」

に置き換わるといわれているため、それまで稼ぎ頭だった数千億～１兆円を売り上げるブロックバスターは、売上の多くを失うこととなりました。２０１０年前後に迎えた、ブロックバスターの特許切れによって製薬会社が受けた影響は、計り知れないものでした。

同時期に、製薬業界はもう一つ大きな問題に直面することとなります。それが、新たなブロックバスターとなる標的の枯渇です。より患者数が多い疾患、アプローチしやすいメカニズムから順番に薬が創られてきた結果、当然のことながら、より簡単に創ることができる薬の標的がなくなってしまいました。その結果、研究開発の効率が下がったのです。

図１－１は、製薬会社が研究開発費として10億ドルを拠出した時に、いくつの新薬を創出することができるかを表したものです。ちょうど２０００年代

に「一つ」のラインを下回ることが分かります。ここで、もともとのブロックバスターの定義が、世界売上高10億ドルを超える医薬品であったことを思い出してください。つまり、創り出される医薬品がブロックバスターにならないと採算が合わないほどまでに、研究開発の生産性が低下したのです。

製薬会社からバイオベンチャーへ創薬の中心が移った経緯

２０１０年代以降（バイオベンチャーの台頭）

ここまで来て（実際にはもう少し早い時期に気がついているのですが）、製薬会社は先ほど指摘した、研究から開発までを自分の会社の中だけで行うＮＩＨ症候群の転換を求められることになります。それはなぜか。メガファーマと呼ばれる世界的な製薬会社では、研究部門だけで数千人の社員を抱えています。ところが、既存の技術でアプローチできる新たな標的が枯渇する中では、どんなに自社の研究者数が多くても、既存の知識やノウハウで標的を探している限りにおいては新たなブロックバスターを生み出すには不十分であり、社外からの新たな叡智を結集させる必要が出てきたのです。

社外からの新たな叡智の源泉は、大きく2つあります。

１つは、アカデミアと呼ばれる大学や研究機関です。民間の研究所に対して、大学や、理化学研究所（理研）などの公的研究機関を指します。アカデミアは、比較的昔から製薬会社と盛んに共同研究開発を行っていました。ただし、アカデミアの場合、例えば一つの研究室で抱える研究員の数が限られることや、実験を行う主体が学生であることから、研究のスピードを上げるには限界があり、仕事の一部、場合によっては大半を製薬会社で引き受ける必要がありました。

また、研究開発が成功したとしても、必ずしもアカデミアに還元される対価は多くありませんでした。このため、２０１８年にノーベル生理学・医学賞を受賞した京都大学特別教授の本《ほん》庶《じょ》佑《たすく》先生が、開発に関わったがんの治療薬・オプジーボの特許使用料を巡って小野薬品工業を訴えたように、トラブルに発展するケースもありました（オプジーボを巡る裁判は２０２１年11月に和解が成立しています。本庶先生のお話はあとで詳しく取り上げます）。

そして、２つ目の源泉がバイオベンチャーの存在です。実は、バイオベンチャーはアカデミアの研究を起源として設立されるケースがほとんどです。アカデミアが研究費や人的リソースの問題で研究スピードに限界があることに対して、バイオベンチャーはＶＣ等から得た資金をもとに人的リソースなどを一気に投入し、アカデミアで温めたアイデアを形にしていきます。

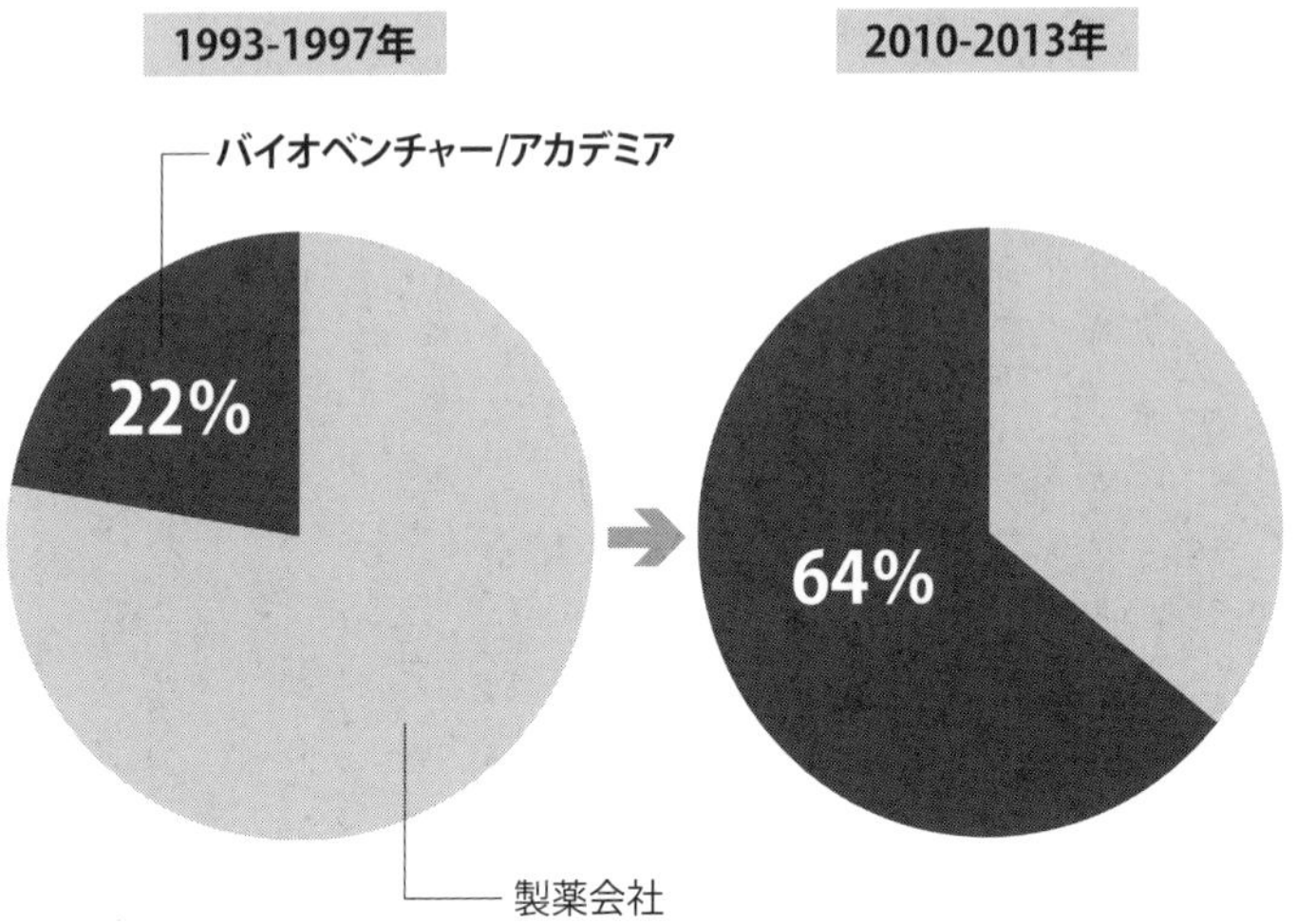

図1-2　医薬品のもともとの起源

ただし、バイオベンチャーは研究開発が中心であり、医薬品を販売するための営業部隊を持たないことが少なくありません。開発を進めている医薬品の候補は、大半のケースにおいて、承認される前のいずれかのタイミングで製薬会社にライセンスする（残りの開発と販売を任せる）ことになります。

バイオベンチャーは製薬会社にとって必要不可欠なパートナーへ

このように、お互いのニーズが一致したことで２０１０年以降の製薬会社にとって、バイオベンチャーは薬のアイデアと最新の技術を確保するために必要不可欠なパートナーとなりました。製薬会社はＮＩＨ症候群から脱却し、積極的にバイオベンチャーとの提携を行い、自前では賄いきれなくなった新たな薬の標的や、新しいメカニズムにアプローチするための技術を獲得するようになり、バイオベンチャーの存在感はますます大きくなっていきました。

実際、「Nature Biotechnology」誌および Deloitte のデータを参考に、1993年から1997年に発売された医薬品のもともとの起源がどこに由来するかを見ると、バイオベンチャーやアカデミアから生まれた医薬品は22％に過ぎません。ところが、2010年から2013年における開発品を見ると、実に64％がバイオベンチャーやアカデミアから生まれています。

米国では今、成功したバイオベンチャーは大手製薬会社に匹敵する時価総額となっています。また、ベンチャーに投資を行うＶＣにとっても、バイオはＩＴと比肩する一大産業となりました。

日本の研究水準の高さは世界に匹敵する

つぎに、技術を生み出すための研究、その研究の日本のレベルについて見ていきたいと思います。

本章の冒頭で、設立してわずか10年ほどのバイオベンチャーであるモデルナが、大手製薬会社であるファイザーと並んで世界に普及するワクチンを創った事例を取り上げました。

モデルナは、体内で必要なタンパク質を作るための設計図となる「メッセンジャーRNA」という分野において優れた技術を持っていたため、ワクチンの開発に成功することができました。モデルナと同様に、米国で大きな成功を収めたバイオベンチャーは、それまでにない革新的な技術をベースとして設立されています。さらには、その多くがアカデミアの研究から生まれています。

「研究者数」「論文数」「ノーベル賞受賞者数」で見る日本の研究水準の高さ

バイオベンチャーの生みの親ともいえるアカデミアですが、では日本のアカデミアの研究水準は、世界的に見てどうなのでしょうか。

実は、日本のアカデミアは、世界に匹敵するバイオベンチャーを生み出すこともできるほど、レベルが高いのです。レベルが高いだけでなく、並外れて優れた研究も数多く行われています。どれほどその水準が高いのか、「研究者数」「論文数」「ノーベル賞受賞者数」といった、いくつかの数値で示したいと思います。

まず研究者数について見てみましょう。文部科学省が公表する令和4年版「科学技術・イノベーション白書」によると、日本では人口1万人当たり69・8人が研究に従事しており、これは米国を上回り、韓国に次いで世界第2位の数字になります。また、2001年以降、日本においては各分野の研究者数が横ばいの中、保健分野（医学・歯学・薬学）の研究者数だけが一貫して伸びています（次ページ、図1－3、1－4）。

つぎに論文の数について見てみましょう。

大学や研究機関における新たな発見は、論文という形で世に公表されます。そのため、国の研究力を測る主要な指標の一つとして論文数が参照されます。「科学技術・イノベーション白書」によると、日本から発表される論文数は世界第4位の数を誇っています（令和4年時点）。

一方、研究力を測る際には、量的観点に加えて質的観点も重要です。白書の中では質的観点の指針として、他の論文から引用される回数の多い論文数を「Top10%補正論文数（被引用回数が各年各分野で上位10%に入る論文の抽出後、実数で論文数の10分の1となるように補正を加えた論文数）」や「Top1%補正論文数（同1%）」として言及しています。実は、日本のTop補正論文数のランキングは近年低下傾向にあります。例えば、20年前には国別ランキングでは米・英・ドイツに次ぐ4位でしたが、直近ではTop10%補正論文数で10位、Top1%補正論文数で9位です。とはいえ、世界中から出される質の高い論文のうち、引き続きシェアにして2～3%の論文は日本から出されていることに変わりはありません。

図1－5は、日本とドイツのそれぞれの国で、Top10%補正論文数が多い順に大学を並べ

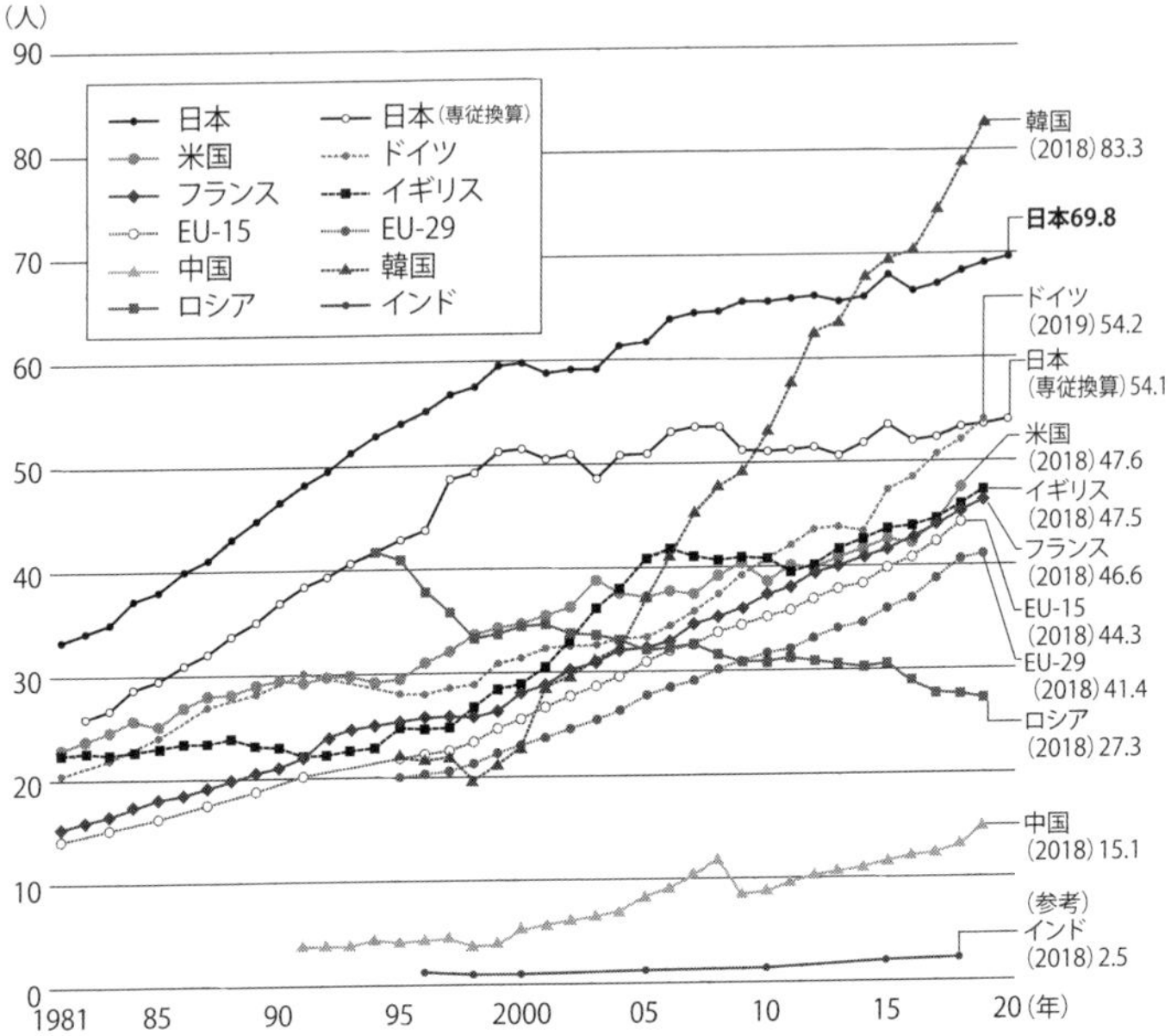

図1-3　主要国等の人口1万人当たりの研究者数の推移

出典：文部科学省「令和4年版科学技術・イノベーション白書」

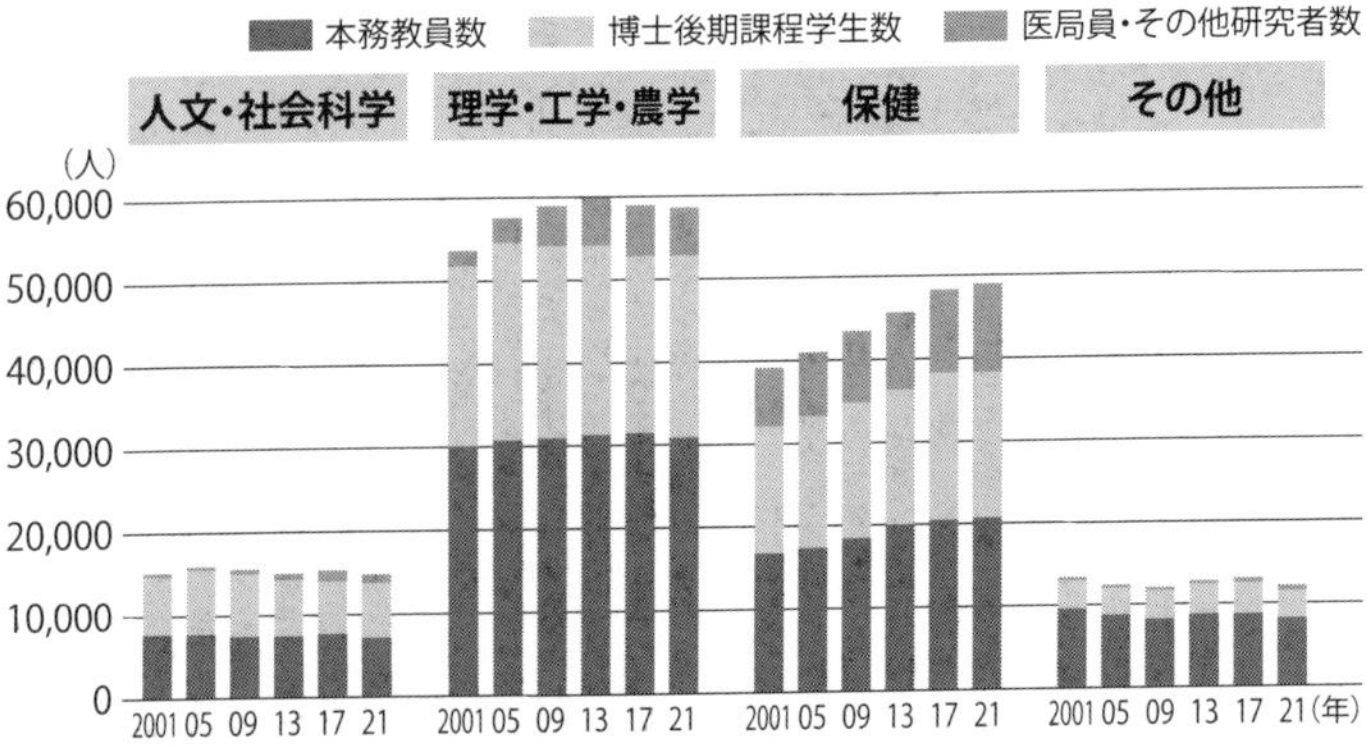

図1-4　分野別研究者数の推移

出典：文部科学省「令和4年版科学技術・イノベーション白書」

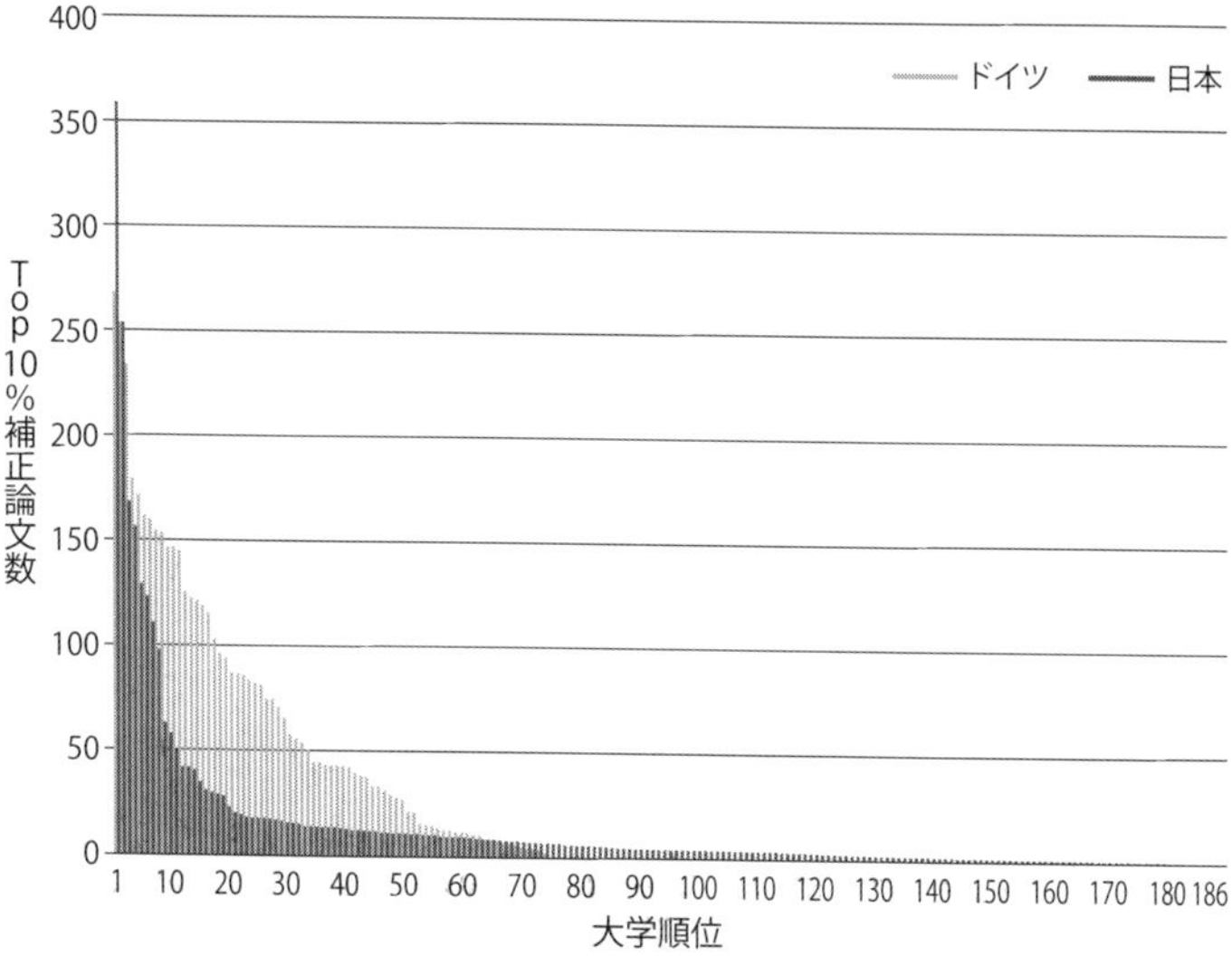

図1-5　Top10%補正論文数分布（2013-2017年平均）

出典：文部科学省「研究論文に着目した日英独の大学ベンチマーキング2019」

たものです。これを見ると、日本はトップの一部の大学の競争力が非常に高く、Ｔｏｐ10％補正論文数が偏っていることが分かります。一方で、中間層の大学ではドイツのほうが強いため、全体のシェアはドイツが高くなっています。

また、もう一つの特徴として、日本は数こそ少ないものの、多くの大学からＴｏｐ10％補正論文が出ていることが分かります。このことはすなわち、全国どこの大学にも優秀な研究者がいるということを示しています。

別の指標として、世界的に権威のある科学論文雑誌である「Nature」が、発表された論文などをもとに毎年国別の研究力ランキングを公表しています。２０２２年版

受賞者	所属機関	受賞年	受賞理由
山中伸弥	京都大学	2012年	成熟細胞が初期化され多能性を持つことの発見（iPS細胞の発見）
大村智	北里大学	2015年	線虫の寄生によって引き起こされる感染症に対する新たな治療法の発見
大隅良典	東京工業大学	2016年	オートファジーの仕組みの解明
本庶佑	京都大学	2018年	免疫チェックポイント阻害因子の発見とがん治療への応用

図1-6　過去10年の日本からのノーベル生理学・医学賞受賞者

では日本は5位に位置し、上位の一角を形成しています。なお、上位ランキングは、1位米国、2位中国、3位ドイツ、4位イギリスです。

最後にノーベル賞受賞者数です。みなさんご存じのように、ノーベル賞は世界的にも極めて顕著な功績を残した研究者に贈られる賞です。例えば、21世紀以降の自然科学系のノーベル賞受賞者を見ると、日本は米国に次いで世界第2位の19人が受賞しています。さらに、そのうち薬の開発に直結するノーベル生理学・医学賞を見ると、２０１２年から２０２１年までの過去10年で、日本からは4人が受賞しています。これも米国に次いで2位に位置しており、我が国の大きな存在感を示しています。

ノーベル賞受賞から
全世界で親しまれる薬へ成長

これら、ノーベル賞を受賞した研究のうち、大村智《さとし》先生の発見をもとに、米大手製薬会社のメルクにより抗寄生虫薬イベルメクチンが開発されました。また、本庶佑先生の発見をもとに、小野薬品工業により抗がん剤オプジーボが開発され、２０２１年度には全世界で85億ドルを売り上げています。山中伸弥先生と大隅良典先生の発見についても多くの製薬会社やベンチャーが研究を続けており、近い将来、薬につながることが予想されます。

なお、ノーベル賞受賞者以外にも、画期的な薬に貢献した研究者が日本にはたくさんいます。例えば、大阪大学の岸本忠三《ただみつ》先生が発見したインターロイキン－６の研究をもとに、中外製薬により関節リウマチ治療薬のアクテムラが開発され、世界で年間１０００億円以上を売り上げるブロックバスターとなりました。

また、国立がん研究センターの間野《まの》博行先生が発見した肺がん原因遺伝子であるＥＭＬ４－ＡＬＫの研究をもとに、ファイザーにより肺がん治療薬のザーコリが開発されました。このメカニズムは、当時のがん研究の常識を覆《くつがえ》すもので、それまで治療法がなかった多くの患者さんの命を救いました。

ここまで見てきた研究者数、論文数、ノーベル賞受賞者数の３つの数字からも明らかなように、日本のアカデミアの研究水準が世界有数であり、実際にこれまでにも有名な薬の開発に貢献してきたことを理解いただけたでしょうか。日本には、成功を見込めるバイオベンチャーの起源となる優れた技術を生み出すアカデミアがあり、ポテンシャルが備わっています。むしろ、これらの数字や実績を鑑《かんが》みると、現状の国内バイオベンチャーの規模は小さすぎるぐらいです。

研究水準の高さに対し米国ほどバイオベンチャーが育っていない理由

それでは、どうして日本では米国ほどバイオベンチャーが育たないのでしょうか。

ここに挙げた日本のアカデミアの研究成果の一例は、バイオベンチャーではなく全て製薬会社に引き継がれ、薬が開発されました。薬の開発には平均10年以上の長い年月がかかります。そのため、ここで挙げた薬の研究がなされていた時代（主として2000年代以前）には、日本においてはバイオベンチャーを設立することが一般的ではなく、アカデミアの研究が進むと製薬会社が引き継ぎ、薬にするための研究開発を担ってきました。

例えば、岸本先生がインターロイキン－6を発見したのは1980年代ですが、薬として承認されたのが2005年、本庶先生がPD－1を発見したのは1990年代ですが、薬として承認されたのが2014年です。ともに、発見から実際に薬として承認されるまでに20年以上かかっているのです。

バイオベンチャーが新しい薬の研究開発を行うような構造にシフトしてきたのは、2010

年以降ですから、今後は日本のアカデミアからの傑出した研究成果のより多くが、バイオベンチャーによって薬になることが期待されます。

COLUMN

「ベンチャー」とは？

改めて、「ベンチャーとは何を指すか」という定義付けをしておきたいと思います。まず、起業には、「ベンチャー」と「スモールビジネス」の2種類があります。

ベンチャーとは、革新的な技術やアイデアを用いて、起業後短期間でこれまでにない新しい製品やサービスの創出を目指す企業のことです。例えば、メルカリやモデルナはベンチャーに当たります（当たりました）。ベンチャーは、世の中に新たな価値を生み出せれば、短期間のうちに急成長を遂げていきます。その分、ハイリスクハイリターンにもなります。

「ベンチャー」は和製英語で、米国では「スタートアップ」という言葉が使われます。厳密には、「ベンチャー」と「スタートアップ」は異なるのですが、日本ではいまだにほぼ同じ意味で使っているケースが多いことや、創薬の世界では「バイオベンチャー」という用語が広く通っていて、「ベンチャー」を用いたほうが分かりやすいことから、本書ではあえて「ベンチャー」を用います。

スモールビジネスとは、大半はすでに存在している市場に参入し、緩やかですが着実な成長を目指していくビジネスのことです。例を挙げると、個人で始めた飲食店や美容室、ウェブデザイナーなどです。多くの同業他社が存在する一方で、世の中に確実にニーズがあることが分かっています。ベンチャーと比較すると、ローリスクローリターンといえるでしょう。

＊

スモールビジネスは、すでにニーズが存在することが分かっているため、比較的初期の段階から売上を立てることが可能です。また、支出についてもある程度の予測を立てられます。そのため、計画性を持って事業を行うことができます。

他方、ベンチャーは、革新的な技術やアイデアが製品やサービスになって世に出るまでの間、莫大な研究開発費がかかります。当然、その間は売上が立ちません。技術やアイデアをきちんと形にできる前にお金が尽きてしまうことや、世に出したところ全く売れなかったということもよくあります。

ところが、ひとたび製品やサービスが市場に出て世の中に受け入れられると、急成長を遂げることが可能です。すなわち、不確実性が高い事業です。

ベンチャーとスモールビジネスのそれぞれの利益と時間の関係を示すと図1－7の

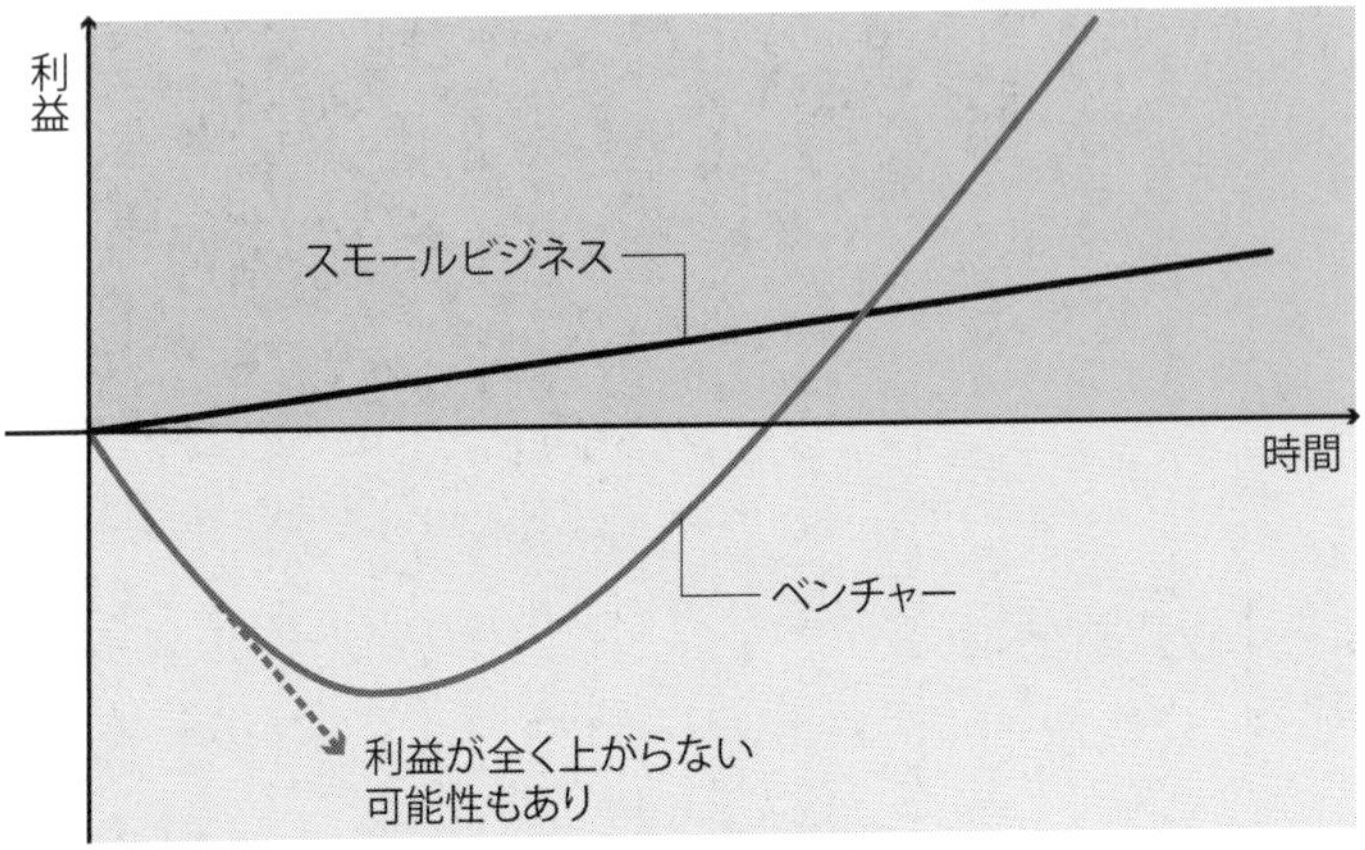

図1-7　ベンチャーとスモールビジネスの比較

ようになります。ベンチャーはしばらく赤字が続き、成功すると利益は急成長を描きます。この利益の推移の形は、アルファベットの「J」に似ていることから、Jカーブと呼ばれています。

＊

スモールビジネスは、数多くの前例から、売上や支出についても精緻な計画を立てることが可能です。例えば、飲食店の場合には、コンセプト、立地、店の広さ、価格、営業時間、スタッフの人数などをもとに事業計画を準備します。事業の開始に当たっては、銀行に融資を申し込み、お金を貸してもらうことによって最初の資金を賄うことが可能です。借りたお金に対しても、計画的に返済を行うことができるからです。

	ベンチャー	スモールビジネス
成長方法	**Jカーブを描く** 成功したら、**巨額のリターンを短期間で生む**ことができる	線形的に成長 **そこそこのリターン**を着実に得ることができる
市場環境	市場が存在することが確認されていない **不確実な環境**の下で競争が行われタイミングが非常に重要である	既に市場が存在することが証明されている **市場環境の変化は少ない**
スケール	初期は少数だが、**一気に**多くの人に届けることができる	少数から徐々に増やすことができる **少数のまま**で運用できる
関わるステークホルダー	**ベンチャーキャピタル**やエンジェル投資家	自己資金、**銀行**
インセンティブ	上場や買収による、ストックオプション、**キャピタルゲイン**	安定的に出せる**給料**
対応可能市場	労働力の調達・サービスの消費が**あらゆる場所**で行われる	労働力の調達・サービスの消費が行われる**場所は限定**される
イノベーション手法	既存市場を再定義するような**破壊的イノベーション**	既存市場をベースにした**持続的イノベーション**

図1-8　ベンチャーとスモールビジネスの違い

出典：田所雅之『起業の科学』（日経BP）

　一方、事業化できるか、儲かるのか不確実で、起業当初は売上が立たないことが多いベンチャーには、銀行はお金を貸してくれません。そこで、銀行に代わり、ベンチャーに対して出資という形で資金を拠出するのがVCです。

　VCは、そのベンチャーが急成長を遂げる見込みが高いかどうかを判断することを得意とし、有望なベンチャーかどうかを見極めた上で出資を行います。

＊

ここまで一般的なベンチャーの話をしましたが、多くのバイオベンチャーでも同じことがいえます。彼らは革新的な技術を用いて、これまで満足のいく治療法がなかった分野に対して医薬品の研究開発を行います。研究開発が成功して医薬品が承認される可能性は決して高くはありませんが、モデルナのように、設立してわずか10年余りで急成長を遂げることも可能なのです。

第2章

1つの新しい薬ができるまで

オプジーボを例にした医薬品の研究開発の仕組みと流れ

第1章で、バイオベンチャーがどういったものか分かっていただけたと思います。ではつぎに、実際に製薬会社やバイオベンチャーが薬の研究開発に着手してから、どのような流れで薬ができるのか、見ていきましょう。

1つの新薬ができるまでの研究開発費は1000億円超

新しい薬ができるまでには、想像を絶するような長い月日がかかります。日本製薬工業協会（製薬協）によると、1つの薬ができるまでの期間は9~17年といわれていて、これはさらに長期化していく傾向にあります。また、ひと昔前は数百億円といわれていた1つの新薬ができるまでの研究開発費が（これでもかなりの高額ですが）、今や1000億円を超えるまでに膨らんでいます。

これだけの長い時間と費用がかかるにもかかわらず、研究対象となったほとんどの医薬品候補物質は、途中のいずれかの段階で開発を断念せざるを得ないほど、新薬の開発を成功させるのは大変難しいこととされています。

そのため、自身が製薬会社やバイオベンチャーで新薬の研究開発に携わっていたとしても、その間に深く関わった薬が承認を得て販売までたどり着くことは多くありませんし、たどり着いたとしても、さらにその薬がブロックバスターになるのは、大変難しいことです。

世界で承認されている医薬品が２万品目を超えるといわれる中で、２０２１年度に売上が１０００億円を超えたブロックバスターは、その１％以下のわずか１６７品目です。そのうち、日本国内の製薬会社が開発・販売したブロックバスターは６社10品目を数えるだけです。

◎日本国内の製薬会社から生まれたブロックバスター（２０２１年度）

・武田薬品工業：潰瘍《かいよう》性大腸炎治療薬エンタイビオ、ＡＤＨＤ治療薬ビバンセ、血友病治療薬アドベイト
・アステラス製薬：抗がん剤イクスタンジ、免疫抑制薬プログラフ、過活動膀胱治療薬ベタニス
・大日本住友製薬：抗精神病薬ラツーダ
・第一三共：抗凝固薬リクシアナ
・エーザイ：抗がん剤レンビマ

新薬完成までの工程は大きく「研究」と「開発」に分かれる

さて、薬を創り始めるには、まずどのような薬を創るか、病気が起こるメカニズムのどの部分を標的にして薬を創ろうか、というコンセプトを決めます。そして、競合品の状況や市場性、開発上のハードルなどを調査した上で最終決定を行います。

そこから、実際に研究開発を行っていくわけですが、製薬業界では、他の業界と比較して「研究」と「開発」を明確に分けています。「開発」のフェーズでは、まだ有効性や安全性が分かっていない医薬品候補物質をヒトに投与することもあり、その実施にあたっては、規制当局が深く関与してくるためです。

一般的には、図2－1の通り、基礎研究から非臨床試験までを「研究」と呼びます。その先の、臨床試験から承認申請までを「開発」と呼びます。

「基礎研究」とは、研究所で培養細胞などを使って様々な実験を行い、薬の候補となる物質を創り出すまでをいいます。つぎに、その薬の候補をヒトに試す前に動物で試してデータを取得する段階を「非臨床試験」と呼び、ここまでが「研究」に当たります。

その後、いよいよ薬の候補をヒトに投与して安全性や有効性を確認する「臨床試験」と、臨

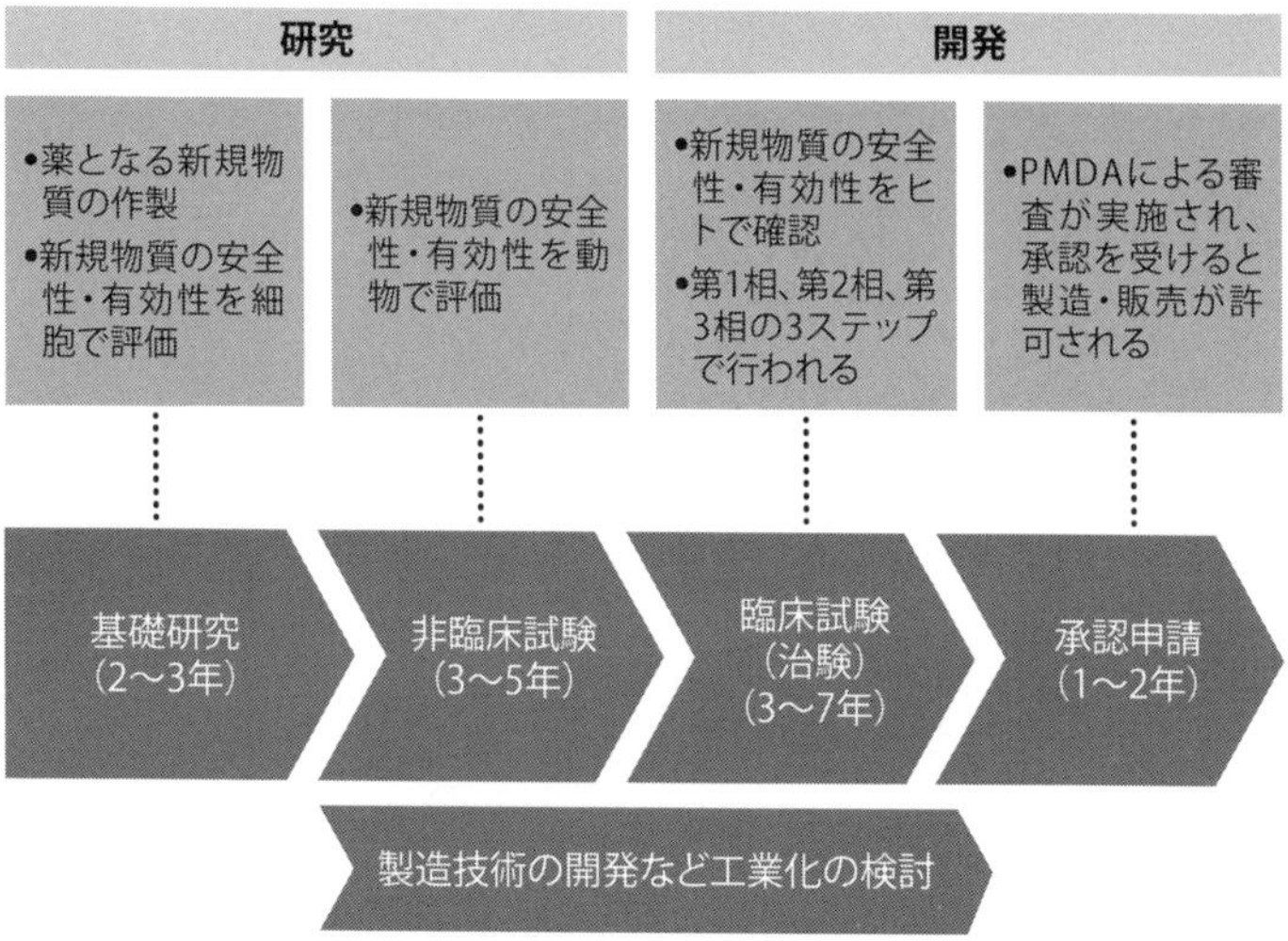

図2-1　医薬品の研究開発の流れ

床試験までのデータを規制当局に提出して審査を受け、薬として認可を受ける「承認申請」までの２つのステップが「開発」となります。

研究開発と並行して、薬が無事承認されて販売ができる時に備えて、工業化ベースでの製造の検討を行っていきます。研究開発段階では少量の物質を製造すればよいですが、ひとたび承認が下りると、厳格に定められた品質で、大量かつ効率的に製造することが必要です。

例えば、化学反応で薬を合成するプロセスは、多い時には数十もの化学反応を繰り返します。少量だと創れていたものが、スケールを大きくした途端に均一に反応してくれずに創れない、などということもよくあります。そのため、工業化ベースでの製造工程の確立は、研究開発と同様に重要なステップになります。

アカデミアでの新メカニズムの解明を経て「研究」スタート

さて、1つの薬ができるまでの期間を9～17年と言いました。これは、製薬会社やバイオベンチャーが、薬のコンセプトを決めて研究に着手してから、実際に薬の承認が下りるまでの期間を指します。

一方で、製薬会社やバイオベンチャーが特定のメカニズムに着目して薬の研究開発をスタートできるのは、それ以前にアカデミアでメカニズムの解明に向けたたゆまぬ研究の積み重ねがあるためなのです。

この流れについて、2018年にノーベル生理学・医学賞を受賞した、京都大学特別教授の本庶佑先生の研究が、どのように薬を生み出したのかという具体例を用いて、分かりやすく説明していきましょう。

ノーベル生理学・医学賞を射止めた「オプジーボ」の開発経緯

本庶先生は、大阪大学医学部の教授を経て、1984年に母校である京都大学医学部の教授となり、自身の研究室で免疫に関する研究に従事します。そして、1992年にPD－1(Programmed cell death 1)というタンパク質の発見に関する論文を発表します。PD－1は名前の通り細胞死(アポトーシス)に関わる分子として同定されましたが、この時点では生体内でどのような機能を果たしているかについては、はっきりと分かっていませんでした。

その後、１９９８年にはＰＤ－１が免疫のブレーキ役を果たしていることを報告し、このブレーキを解除することにより、自己の免疫力でがん細胞を攻撃することができるのではないかという考えに至ります。

そして、２００２年には、この仮説を動物で実証し、ＰＤ－１のメカニズムによる抗がん剤の開発への期待について論文で発表するとともに、特許の出願がなされました。ここまでが、先ほど説明したアカデミアにおける新しいメカニズムの解明です。

１９５０年代より提唱されていた自己の免疫でがんを攻撃するという考え方に対して、当時多くの製薬会社は否定的なスタンスであったため、本庶先生がＰＤ－１とがんの関連性を説明しても、研究開発を始める製薬会社やバイオベンチャーはありませんでした。

２００２年になり、上述の論文が発表されたのを契機に、日本では小野薬品工業、海外では米国のバイオベンチャーであるメダレックス（２００９年に米国大手製薬会社ブリストル・マイヤーズ スクイブ社により買収）による研究開発がようやく始まることになりますが、ＰＤ－１発見からはすでに10年が経過しています。もしかしたら、今であれば本庶先生は製薬会社との研究開発を始める前のタイミングで、バイオベンチャーをご自身で設立してＰＤ－１を薬にするための研究開発をされていたかもしれません。

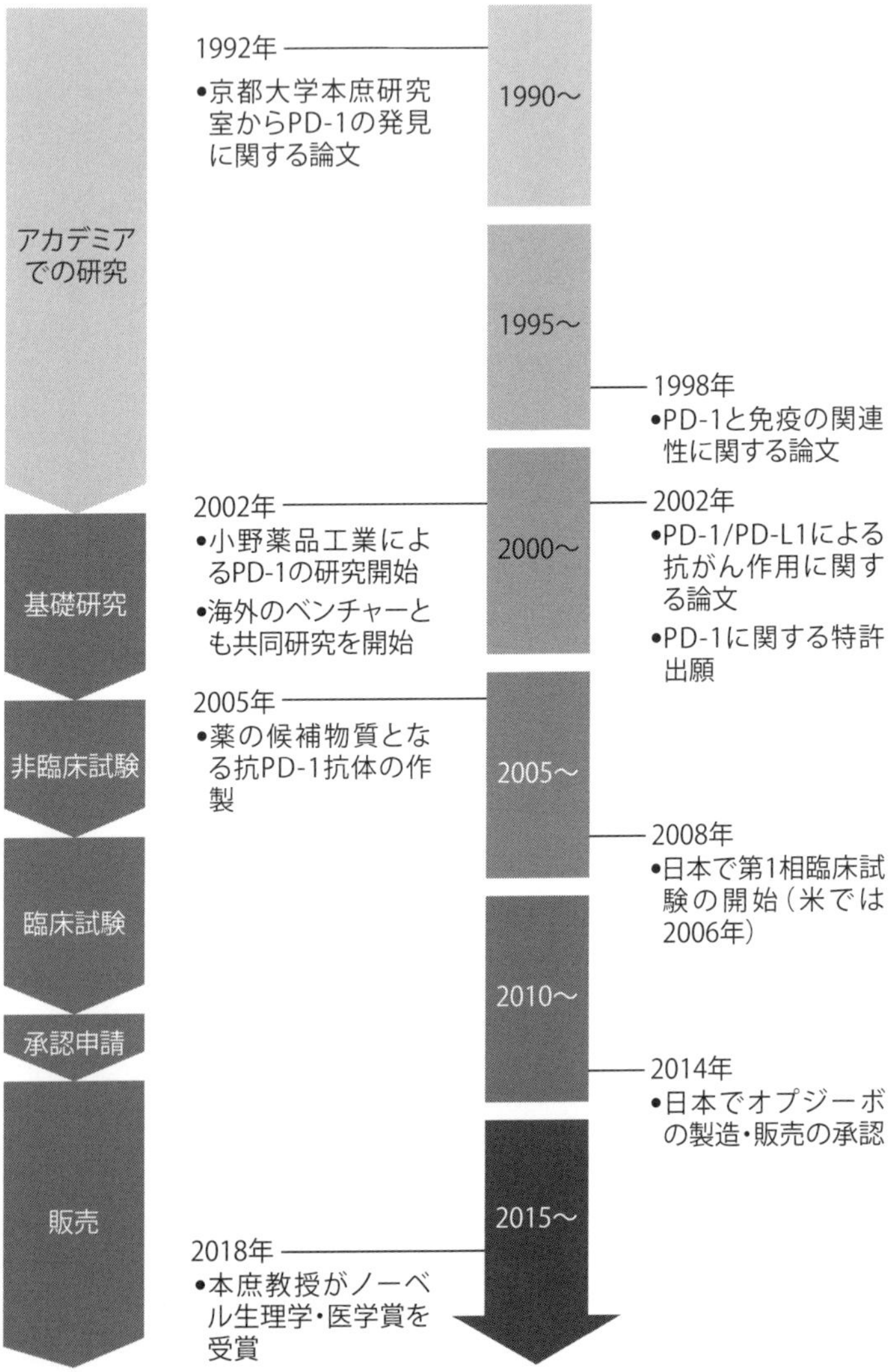

図2-2　オプジーボの開発経緯

小野薬品工業で２００２年から始まったＰＤ－１に関する基礎研究の結果として、２００５年には薬の候補物質であり、後にオプジーボとして承認を受ける「ヒト型抗ヒトＰＤ－１モノクローナル抗体」が作製されました。

世界売上１兆円を超える超大型のブロックバスターに成長

日本では２００８年から臨床試験が行われ、ヒトへの投与が始まります。約５年の臨床試験期間を経て、２０１４年に根治切除不能な悪性黒色腫（メラノーマ）患者を対象として、ついに日本で承認を受け販売が始まりました。その後、米国でも２０１５年に承認されます。そして、２０２１年現在では世界での売上高が１兆円を超える、超大型のブロックバスターになっています。

１９９０年代には製薬会社が否定的であった、自己の免疫力でがん細胞を攻撃するというコンセプトは、小野薬品工業によるオプジーボの衝撃的な臨床成績により覆され、今では免疫チェックポイント阻害剤と呼ばれる、製薬会社各社がしのぎを削って研究開発を行う分野へと成長しました。

これらの業績をもとに、最初にＰＤ－１のメカニズムを解明した本庶先生に対し、２０１８年にノーベル生理学・医学賞が贈られます。

小野薬品工業が研究開発を開始したのが2002年、オプジーボが承認を受け販売が開始されたのが2014年ですので、研究開始への着手から薬ができるまでに12年の歳月が費やされています。一方で、本庶研究室で1980年代より研究が始められたことを勘案すると、着想から薬ができるまでには実に四半世紀以上かかっていることになります。

何に対する薬を創るかを決めるところから始まる「基礎研究」

新薬ができるまでの概要を一通り理解していただいたところで、「研究」フェーズのうち、「基礎研究」についての内容を説明していきます。先ほどの、59ページ図2-1を見てください。

基礎研究は、何に対する薬を創るかを決めるところから始めます。

「病気とは何か」を定義するのは、意外と難しいことです。ここでは、「何らかの原因で正常な状態が損なわれ、通常の活動を行うのに好ましくない症状が現れている状態」と定義します。そして、それを改善する効果を発揮するものを薬とします。通常、薬は病気の原因の中で重要な役割を果たしているタンパク質と結合することで、その効果（薬効）を示します。

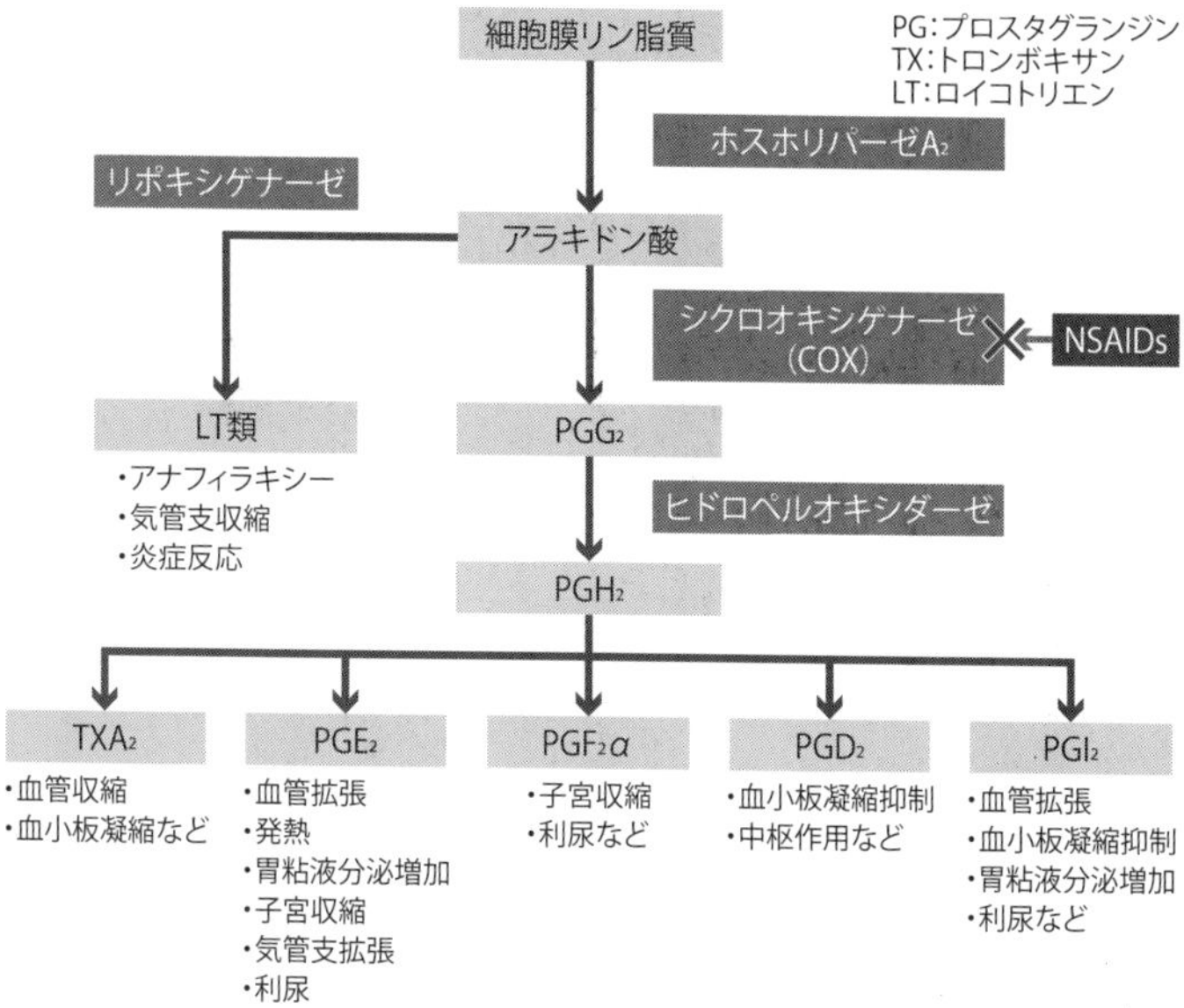

図2-3　解熱鎮痛剤のメカニズム

出典：日本緩和医療学会『がん疼痛の薬物療法に関するガイドライン』

よく知られているところで、バファリンやロキソニンを例に説明しましょう。これらは、非ステロイド性抗炎症薬（NSAIDs）と呼ばれる解熱鎮痛剤です。体内で炎症や痛み、熱などを引き起こす物質にプロスタグランジン（PG）と呼ばれるものがありますが、NSAIDsは、PGの生産に関わるシクロオキシゲナーゼ（COX）というタンパク質と結合し、COXの働きを阻害することでPGの産生を抑え、解熱鎮痛効果を示します。

なお、PGには胃粘液分泌増加作用があり、これは胃酸から胃を守る働きをしています。NSAIDsは、PGの産生を抑えることで胃粘液分泌増加作用まで抑えてしまうため、薬の副作用として胃痛を引き起こします。このように、全ての薬には必ず薬効と副作用があります。

ある病気の原因を取り除くための方法は一つではない

ある病気の原因を取り除くための方法が、一つではない場合も少なくありません。例えば、胃が痛い時には、胃酸を抑える薬もあれば、胃の粘膜を保護して胃酸から守る薬もあります。さらには、胃酸を抑える方法も一つではありません。

これまでになかった胃酸を抑える経路が見つかった場合（多くの場合、本庶先生によるPD－1の発見のように、アカデミアによる長年の研究成果として発表されるのですが）、製薬会社やバイオベンチャーがそれに着目し、新しい胃酸を抑えるメカニズムを活用した薬を創るというコンセプトで研究開発をスタートさせます。

スタートさせますと言いましたが、正確にはスタートをするための検討を行う、と言うほうが正しいかもしれません。

スタートのためには、次のような点を厳しく検討した上で、試す価値があるかどうかの判断を行います。

研究開発スタート検討チェックリスト

□その病気の薬を開発した時にどのくらいの市場性があるのか（どのくらいの患者がいるのか）
□その病気に対する既存の治療法にはどのようなものがあるのか
□新しい薬を創ったとしてどのくらいのシェアを取れるのか
□競合となる製品もしくは開発品の状況はどうなっているのか
□特許は取れるのか
□研究開発上のハードルは何か
□研究開発にかかる費用はどの程度か
□承認までたどり着く可能性はどの程度あるのか

多くのプロジェクトが走る製薬会社の場合には、予算に制約があることがほとんどのため、他のプロジェクトとの比較によって判断するケースも多くあります。

これらのチェックをクリアし、創薬をスタートするという結論が出たら、薬の候補となる物質を探すところから実際の研究開発が始まります。

薬の候補となる物質として、以前は細菌などの微生物、植物、海洋物などから抽出できる天然化合物が広く利用されていました。天然化合物は構造の多様性が高く、微生物や植物などの生命活動に伴って作られるので、もともと生理活性（体内で特定の機能を調節する働き）が高いためです。

抗生物質のペニシリンや、抗コレステロール薬のスタチンが有名な例で、論文によると1981年から2006年に開発された薬の半数は天然化合物由来です。

人工的に創られるバイオ医薬品も登場

天然化合物に対して、薬を創るのに用いられる特定の基盤技術の種類を「モダリティ」といいます。低分子化合物、ワクチン、ペプチド、抗体、核酸、細胞治療などがその例です。

これまで最も主流だったモダリティは、化学合成によって創られる低分子化合物で、今でも医薬品の大きな割合を占めています。天然化合物が比較的偶発的に発見されることに対して、低分子化合物は最初から薬となる物質を設計して、化学的に合成して創ることができます。そのため、安定的に供給することができるのもメリットです。

さらに、近年では天然化合物でも低分子化合物でもない、新しいモダリティの医薬品も増えています。例えば、バイオ医薬品と呼ばれる薬は生物学的製剤とも呼ばれ、微生物や動物の細胞などの生物が元来持つ機能を用いて人工的に創られます。代表的なものに抗体医薬品が挙げ

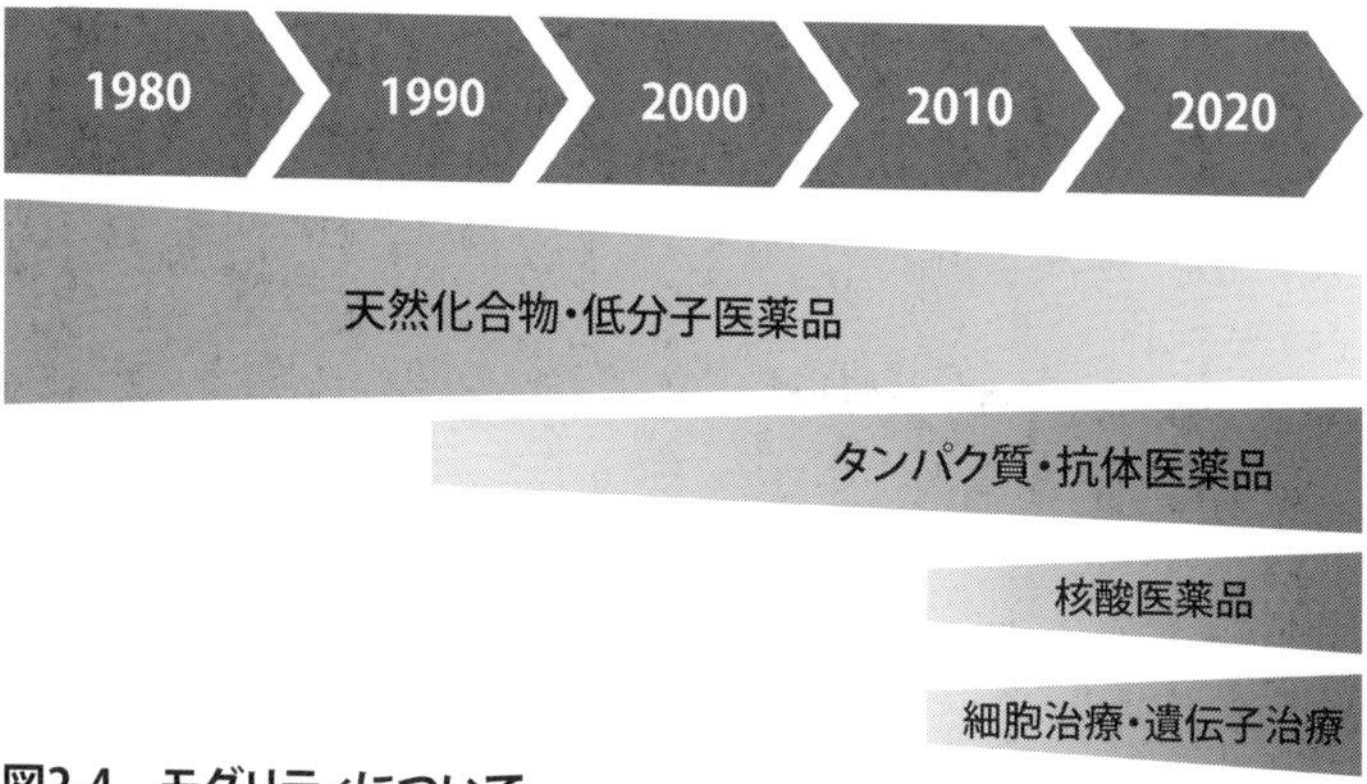

図2-4　モダリティについて

出典：文部科学省科学技術・学術政策研究所
「新しい創薬モダリティとしての核酸医薬の動向」を基に筆者作成

られます。２０２０年の医薬品売上の37％は、この新しいモダリティであるとされています。

薬の効果を示すか実験する「アッセイ系」

さて、薬の候補となる物質が創られると、その物質がどのような特性を持つかを調べなければなりません。動物やヒトに投与する前段階として、培養細胞などを用いて、試験管の中で様々な実験を行います。創ろうとしている薬に求められる効果を本当に示すかどうか、毒性は高くないか、などが評価されます。

この評価システムとなる実験のことを、「アッセイ系」と呼びます。試験管の中の環境と、動物やヒトの体内の環境では、当然のことながら様々な違いがありますが、アッセイ系が的確に体内を再現していればいるほど、動物やヒトでも薬効を示す可能性が高くなります。

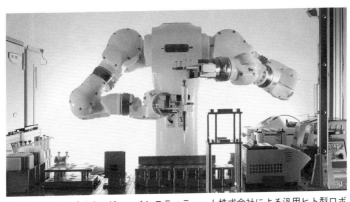

ロボティック・バイオロジー・インスティテュート株式会社による汎用ヒト型ロボット LabDroid「まほろ」。薬の候補を評価し選ぶ作業を、短期間でできる

また、次工程の非臨床試験や臨床試験での失敗を事前に減らすことで、長い時間と高額な研究開発費の無駄を防ぐことができるわけです。そのため、精度が高く再現性の高いアッセイ系を設計することが非常に重要になります。

ところが、アッセイ系は決まったものがあるわけではなく、毎回作らなければなりません。創ろうとしている薬のコンセプトに合わせて、動物やヒトで行われる試験をできるだけ的確に予測するためには、どのような実験を行ったらよいかを検討して設計します。新しいメカニズムになればなるほど、前例もありません。

そのため、新しいメカニズムに基づいた薬を創る場合、そのメカニズムを解明したアカデミアの先生と共同研究を行うことがよくあります。アカデミアの先生は長年そのメカニズムについて研究を行ってきた中で、すでにアッセイ系を持っている、あるいは、長年の研究の経験を活かして一緒にアッセイ系の設計をできるからです。

アッセイ系ができたら、薬の候補をつぎからつぎへと評価し、優れたものを選び出します。このプロセスを「スクリーニング」と呼びます。現在、大手製薬会社のスクリーニングの場合、ハイスループットスクリーニングといって、人の手で行うと莫大な時間がかかる作業をロボットによって24時間行うことで、何千、何万という薬の候補を短期間のうちに評価することが可能になっています。

非臨床試験に進めるのは3740個に1つ

薬は、標的部位に届くまでに代謝されて、本来の物性を失ってしまったり、体内にもともとある、病気の原因とは関係のない重要なタンパク質と結合してしまったりしては、薬としての役割を果たせません。そのため、薬としての機能を果たすかどうかの評価に加え、水溶性や化学的安定性などといった物質の示す性質を見るための物性評価もなされます。

これらの試験を何度も繰り返し、最終的な候補になるまでファインチューニングが続けられます。低分子化合物の場合には、ある程度結果が良かった有望な一次候補を「ヒット化合物」、二次候補を「リード化合物」などと呼び、化合物の構造を改良していき、つぎの非臨床試験に進む候補が選び出されます。

厚生労働省の「医薬品産業ビジョン2021」の統計によると、候補はわずか3740個に1つの割合でしか、非臨床試験に進むことができません。

薬の候補を動物に投与してデータを集める「非臨床試験」

新薬ができる「研究」フェーズのうちの、「非臨床試験」について説明していきましょう。再び59ページの図2－1をご覧ください。

「動物に対して投与を行う」非臨床試験は臨床試験の前段階

非臨床試験は、試験管の評価で結果が良かった薬の候補について、ヒトへの投与を行う臨床試験の前に動物に対して投与を行い、安全性と有効性に関するデータを集めるための研究です。

以前は、前臨床試験という名前でも呼ばれていましたが、ここで行う一部の試験には臨床試験と並行して行うものもあることから、最近では非臨床試験という呼び名が一般的になりました。

試験の種類		内容
薬効薬理試験		薬としての効果、用法・用量を検討する
薬物動態試験（ADME）		体内でどのように吸収、分布、代謝、排泄されるか調べる
安全性試験（GLP）	安全性薬理試験	安全性上、望ましくない作用や機序を調べる
	毒性試験	以下のような実験を行い、様々な面から、安全性を検証する ・単回投与毒性試験 ・反復投与毒性試験 ・遺伝毒性試験 ・生殖発生毒性試験 ・免疫毒性試験 ・局所刺激試験 ・がん原性毒性試験 ・依存性試験

図2-5　非臨床試験の内容

非臨床試験では、動物試験を行い、その結果データから、ヒトに投与した場合にも有効性が期待でき、かつ安全に投与できるという根拠をまとめます。厚生労働省所管の独立行政法人医薬品医療機器総合機構（ＰＭＤＡ）に治験計画届書を提出して審査を受け、承認を受けた場合に臨床試験に進むことができます。そのため、基礎研究とは異なり、非臨床試験の多くには試験内容に関するガイドラインが設けられています。

非臨床試験で必要となる試験は、図２－５の通り、「薬効薬理試験」「薬物動態試験」「安全性薬理試験」「毒性試験」の４つに大きく分かれます。なお、後述しますが、安全性を調べる安全性薬理試験と毒性試験の２つの試験は、ＧＬＰ（Good Laboratory Practice）基準のもとで行われます。

有効性を示すために重要となるのが、薬としての効果を裏付ける試験として行われる薬効薬理試験です。何のための薬かによって効果を見るための試験が異なるため、この試験にはガイドラインが設けられていません。

薬物動態試験は、薬を投与した時にその薬が体内でどのように吸収され（absorption）、分布し（distribution）、代謝され（metabolism）、そして排泄され（excretion）るか、その過程を見ていきます。これらの頭文字を取って、ＡＤＭＥ試験とも呼ばれます。

副作用が極端に強く出れば「薬ではなく毒」

安全性薬理試験と毒性試験は、ヒトに投与した場合でも安全性に問題がないことを示す試験として、非臨床試験の中でも規制当局であるＰＭＤＡから最も重要視される試験です。

どのような薬であっても、薬効と副作用が存在すると言いましたが、仮に、副作用のほうが極端に強く出るようであれば、それは薬ではなく毒と呼ばれます。そのため、毒性試験では、1回もしくは複数回投与を行った時の影響、生殖や妊娠への影響、子どもへの遺伝に関する影響、がんの発生を誘引する危険性など、様々なケースを想定して、予期せぬ毒性が出るリスクについて調べます。

この２つの安全性試験については、試験データの質と信頼性を確保するために、省令で定められた医薬品ＧＬＰ基準に準拠して行われます。ＧＬＰ基準では、試験を実施する施設の設備、機器、組織、試験の手順や記録などについて細かく規定されています。

サリドマイド薬害を契機に安全基準が厳格化

ＧＬＰ基準は、１９５７年10月にドイツの製薬会社によって市販された睡眠剤サリドマイドの薬害を契機に、世界各国で制定されたものです。日本を含めた多くの国で、妊娠中にサリドマイドを服用した女性から四肢に奇形を持つ新生児がつぎつぎと生まれました。サリドマイドが引き起こした社会問題をきっかけに、医薬品の承認申請データの信頼性に問題があることが指摘され、米国では１９７８年、日本でも１９８２年に最初のＧＬＰ基準が制定され、これまで何度も改正が行われています。

このような悲惨な薬害を二度と起こさないためにも、安全性についてはヒトに投与を行う前の非臨床試験の段階で、厳格な基準のもと様々な試験が行われることになります。

非臨床試験には動物が用いられます。まずは効率的に実験を行うためにマウスやラットなどのげっ歯《し》類が使われますが、特に安全性試験において、げっ歯類とヒトとで種差が大きいような項目については、イヌや霊長類のような動物が検討されます。

なお、試験管で行われる評価はラテン語の「試験管の中で」という意味の「in vitro 試験」と呼ばれるのに対し、動物で行われる試験はラテン語の「生体内で」という意味の「in vivo 試験」とも呼ばれます。

厚生労働省の統計によると、研究開発を始めたものが非臨床試験を通過して、臨床試験に進むのは1万301個に1つの割合とされています。1万倍の倍率を突破しないと、臨床に進めないのです。

1万301個に1つの治験薬でやっと臨める「臨床試験」と「承認」

最後に、臨床試験から承認申請までの「開発」について説明します（59ページ、図2－1）。

薬の候補の安全性と有効性を評価する試験は、動物に投与する非臨床試験とヒトに投与する臨床試験に分かれると説明しました。非臨床試験で動物に投与した結果、ヒトでも有効性を期待でき、かつ安全性に問題がないと考えられる場合には、臨床試験に進みヒトに投与することになります。

新薬開発のために行われ承認を目指す試験「治験」

臨床試験のうち、新しい薬の承認を目指すための試験を「治験」と呼びます。一方、研究目的で安全性や有効性を調べるものの、承認を目指さない試験は治験には当たりません。ここからは、特に治験について説明します。なお、治験において投与される薬の候補は治験薬と呼ばれます。

治験は多くの場合、第１相臨床試験、第２相臨床試験、第３相臨床試験の３ステップに分けて、基準に合致した病院で行われます。非臨床試験はＧＬＰ基準に準拠して行われると説明しましたが、治験はＧＣＰ（Good Clinical Practice）基準に準拠して行う必要があります。

第１相から第３相試験のそれぞれの特徴については、広島県公式ホームページ（https://www.pref.hiroshima.lg.jp/uploaded/attachment/184715.pdf）に掲載されている記載が非常によくまとまっています（以下抜粋、一部記載を改訂）。

健康な成人で行う「第１相臨床試験」

第１相臨床試験とは、少人数の健康な成人ボランティア（健常人、通常は男性）を対象として行われ、主に治験薬の安全性、および薬物動態（ＡＤＭＥ）について確認するための試験をいいます。

健康な成人で行う理由は、比較的短期間に治験参加者を集めやすいこと、また他の薬剤を服用している可能性が低く、治験薬の安全性・薬物動態を確認しやすいこと、採血やその他の頻繁な検査に耐えることができるといった点にあります。ただし、抗がん剤の場合は毒性が強い薬であることが多く、健常者の健康を害してしまう可能性があるため、第1相臨床試験からがん患者を対象に行われます。

まだ人体による安全性が未確認の段階ですので、通常は妊娠の可能性のある女性を避け、男性で行われます。しかし、女性向けの薬などの場合は、閉経後の女性を対象として第1相試験が行われることがあります。また、薬物動態に男女差がある場合もあり、最近は女性を含めた第1相試験も行われるようになっています。症状が「軽度」であり、治療が必要と判定されるほどではない患者を「健常人」として、第1相試験に参加してもらうこともあります。

「第2相臨床試験」ではいよいよ薬の有効性が試される

第2相臨床試験は、第1相臨床試験で安全性が確認された用量の範囲内で、同意を得た比較的少数の患者を対象として行います。第3相臨床試験の準備として、主に治験薬の安全性および有効性・用法（投与の仕方：投与回数、投与期間、投与間隔など）・用量（最も効果的な投与量）を設定することが目的となります。

そのため、最初は少数例の患者に対して、低用量の投与から始め、徐々に患者数を増やし、投与期間を長くし、投与量を増やしていくことが多くなります。また、第２相臨床試験では、医師にも患者にも治験薬かプラセボか分からないようにする「二重盲検比較試験」を採用する治験が多く見られます（プラセボについては97ページのコラム参照）。

実際の治療に近い形で使用する「第３相臨床試験」

第３相臨床試験では、多数の患者に投与した場合でも、第２相臨床試験までの結果が検証できるかを確認します。

治験薬が市販された後に使用される状況に近い条件下で、第２相臨床試験より年齢、病態、重症度など幅のある患者群に投与して検証を行います。多数の患者に対して、第２相臨床試験で得られた結果に基づく用法・用量に従い薬物を投与し、実際の治療に近い形で、「安全性と有効性」「適応疾患における用法・用量」「副作用」「他剤との相互作用」などを、標準療法（現在利用できる最良の治療）と比較します。

第２相臨床試験で有効性を示せたら７割達成

以上が、第１相から第３相までの流れになります。それぞれが終了するたびに、各段階での

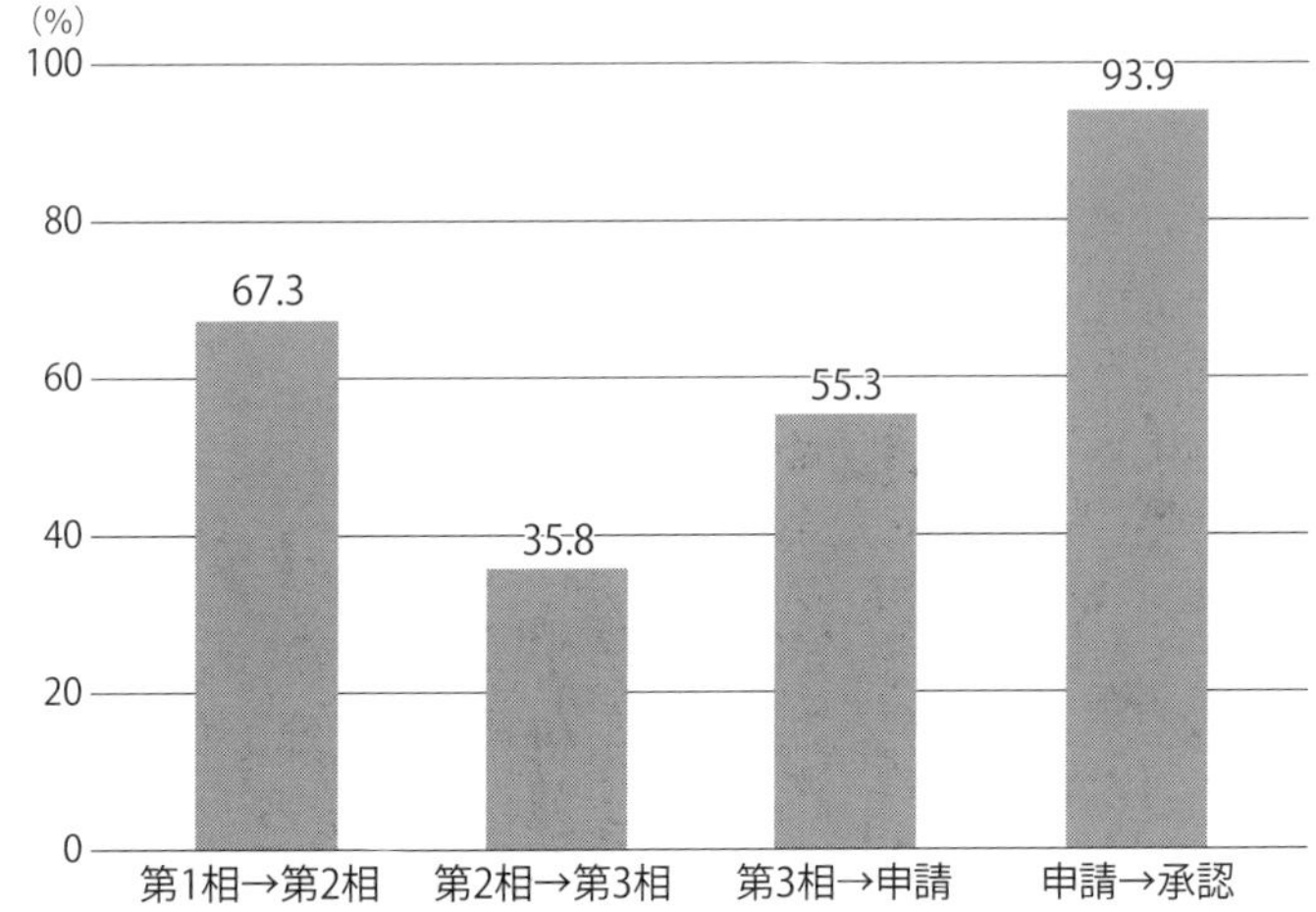

図2-6　医薬品の成功確率

出典：医薬産業政策研究所「創薬の成功確率分析」を基に筆者作成

データを集計・解析し、つぎのステップに進むかどうかの判断を行いＰＭＤＡの審査を受けることになります。２０１１年から２０２０年までの全ての開発品を調査したデータを見ると、図２‐６の通り、第２相臨床試験から第３相臨床試験への移行確率が最も低い結果となっています。

第２相臨床試験では、初めて治験薬が対象となる病気に罹患した患者に投与されます。そのため、第２相で有効性を示すことができれば、最初に掲げた創りたい薬のコンセプトを実証したことになります。このことを製薬業界では、ＰｏＣ（Proof of Concept）と呼びます。ＰｏＣを取得することは、薬の研究開発プロセスの中では承認に次ぐ大きなマイルストーンとなり、ここまで来れば、目標の7合目までたどり着いたといえます。

ＰｏＣ取得後の第３相臨床試験は、多数の患者に治験薬を投与することになるため、治験にかかる費用もそれ以前と比べると桁違《けたちが》いに大きくなります。そのため、バイオベンチャーは、通常、自社では第３相臨床試験は行いません。ＰｏＣを取得した後に開発品を製薬会社に導出（ライセンス）し、導出先の製薬会社が第３相臨床試験を実施します。

「承認申請」で承認を経てついに薬に

第３相臨床試験が終了した後、それまでの試験結果をＰＭＤＡに提出し、安全性、有効性、品質の観点から審査を受けます。この審査を通過した薬は、学識経験者などで構成される薬事・食品衛生審議会の審議を経て、厚生労働大臣の許可が下りれば、医薬品としていよいよ製造・販売することができます。

なお、承認申請されたもののうち、承認が得られないケースも10％程度あります。

ＣＲＯ（医薬品開発受託会社）の大手であるＩＱＶＩＡ《アイキューヴィア》によると、世界全体で、大手製薬会社が25社、中堅～小規模の製薬会社が83社、バイオベンチャーが３２１２社存在するとされています。一方で、１年にどのくらいの数の新薬が承認されていると思いますか？　２０１９年の日米欧のそれぞれの新薬承認数を見ると、日本で39個、米国で48個、欧州で28個です。

これらは、日米欧の各地域で承認を申請していると考えられますので、各地域で承認された新薬の多くは重複します。そのため、世界でもせいぜい年間40～50個程度の新薬しか承認されていないのです。製薬会社とバイオベンチャーの数と比較しても、いかに薬を承認まで持っていくことが難しいかを物語っている証左といえます。

日本はアジアで唯一の医薬品創出国。カギは「承認スピード」の速さ

米国を中心として成功した多くのバイオベンチャーは、アカデミアで発明された優れた技術をベースに設立されていることを第1章で説明しました。また、日本の研究水準は世界的にも高く、バイオベンチャーを設立する素材となる優れた技術が出てくるポテンシャルがあり、実際に日本のアカデミアの研究をもとに、いくつもの革新的な薬が生まれていることもお伝えしました。

第1章で現在、日本から発表される論文数は、世界第4位の数を誇るとも言いましたが、実は20年前の論文数は、米国に次ぐ世界第2位でした。また、全体の論文数に占める注目度の高い論文の割合を表すＴｏｐ10％補正論文という指標では、20年前には4位でしたが現在は10位

にまで下がっています。

この背景には、経済発展などに伴い、これまでセカンドティアだった国の研究力が、トップティアの国に追いついてきていることが挙げられます。例えば論文数で見ると、日本は過去20年間同水準で推移していますが、中国は驚異的なスピードで伸びています。長年米国が圧倒的なシェアを持っていましたが、20年前には9位だった中国が2018年、ついに米国を抜きトップに立ちました。

世界売上トップ医薬品100のうち98品目は、日本、米国、欧州で開発

しかしながら、私はこのことが、世界において、日本の薬を創り出す力や成功するバイオベンチャーを生み出すポテンシャルの相対的な位置に影響するとは考えていません。その理由として、優れた研究があったとしても、世界で売れるような薬を開発できる機能を持った国は、日本を含めた数カ国に限られるからです。研究がいかに高い水準にあったとしても、その研究を薬にして患者さんのもとに届けるには、動物やヒトでの試験を行い、規制当局の承認を得なければなりません。この承認制度がきちんと整っている国は数カ国しかないのです。

厚生労働省の医薬品産業ビジョン2021の「医療用医薬品世界売上上位100品目の国別起源比較（2019年）」を見ると、世界売上上位100品目のうち日本で開発された医薬品

は9品目で、これは米国の49品目、スイスの10品目に次いで第3位に当たります。実は、世界売上上位100品目のうち、なんと98品目が日本、米国、欧州のいずれかの国で開発されているのです。ちなみに、残りの2品目はオーストラリアとイスラエルです。この傾向は20年前から変わっておらず、日本はアジアで唯一の医薬品創出国といわれてきました。

売上上位100品目に入る薬が日米欧からしか出てこない理由の一つが、国の医薬品承認制度です。それぞれの国が医薬品を発売するためには、各国ごとにその国の審査当局による審査を受けて承認を得る必要があります。この時、審査当局による審査制度の互換性、データの活用、審査のスピードが重要になります。

①3極における審査制度の互換性

日本で医薬品の承認審査を行うのは、医薬品医療機器総合機構（PMDA）、米国はアメリカ食品医薬品局（FDA）、欧州は欧州医薬品庁（EMA）です。日本のPMDAと欧州EMAの承認審査制度は、大枠では米国FDAに倣《なら》って設計および運用されているため、これらの3極の当局は同様のステップで承認審査を進めることが可能です。

②長い経験の蓄積によるデータ活用の利点

それぞれの当局には、長い歴史があります。過去に承認された医薬品の豊富な審査の内容が開示されているため、新しく医薬品の承認審査を受ける企業は類似例を参照することができます。また、各当局の審査に信頼性があるため、いずれかの当局が審査を行ったデータの一部を互いの当局で活用することもできます。

③承認審査スピードの速さ

日米欧３極の審査当局は、長い歴史に基づく経験とノウハウに加え、それぞれ審査する人材も豊富です。現在では、３極がほぼ同じスピードで審査を行うことが可能です。ある国で承認されたけれど、他の国で承認されて使用できるようになるまでには時間差があるといった、いわゆる「ドラッグラグ」という状態もなくなりました。

一方で、日米欧以外の国では承認審査制度が充実していません。例えば、中国が投稿論文数で米国を抜き世界1位になっても、中国のバイオベンチャーが自国の当局の基準をもとに取得したデータを、日米欧で使用することは難しいのです。

市場全体の約７割が日米欧３極での承認

日本の製薬会社は日米欧で数多くの医薬品を開発し承認審査を受けてきたため、このプロセスに精通した人材が豊富です。今、製薬会社の中で長年開発を行ってきた方々がつぎつぎにバイオベンチャーに参画しています。加えて、日本では開発を支援する外部専門家やＣＲＯのノウハウと経験が充実しています。

医薬品販売額の、２０１９年の国別のシェアを見ると、米国が40％、欧州が22％、日本が７％を占めています。この３極で承認を受けることにより市場規模の約７割を獲得することができるのです。すなわち、世界で売れる薬を開発する上では、日米欧の３極で承認審査を受ける必要があるということでもあります。

日本の当局であるＰＭＤＡに相談した内容を、米国や欧州の当局向けに活用できる点は、市場シェアを拡大する上で大きなメリットです。一方、中国では研究により見出された医薬品候補の開発を進める際には、市場規模の７割を占める日米欧の３極での販売を見据えると、最初から米国の当局と相談して開発を進めるようなことが必要となります。

研究開発の成功確率は選択する疾患やモダリティによって大きく違う

多くの産業において、企業が社運をかけて開発するような新製品のアイデアや技術に関する情報はトップシークレットであり、発売が近づくまでは開示されませんが、医薬品の場合はそうではありません。医薬品は、開発品の詳細が公表される数少ない産業の一つです。

前述の通り、日本では、治験を行うためにはＰＭＤＡの審査が必要です。第１相臨床試験の開始時、第１相から第２相、第２相から第３相と、次相へと進む時、そして医薬品としての承認を得る時にはＰＭＤＡの審査を受けなければなりません。この過程において提出される治験の手順や途中・最終成績、審査結果に関する多くの書類は、承認されたものも途中で次相に進めなかったものも、全てＰＭＤＡのホームページ上で公開されています。開発品の情報は国ごとに開示内容の違いこそあれ、米国のＦＤＡでも欧州のＥＭＡでも開示されています。

そのため、規制当局のホームページを調べることや、有料データベースを使うことで、今どのような競合品が開発されているのか、どのステージにいるのか、どのくらいの有効性を示しているのかといった情報を知ることができます。過去の類似した開発品の治験内容を参考にしながら、自社の開発品の治験戦略を検討することもできます。

創薬の成功確率を見るための４つの切り口

過去の開発品の成否に関する情報をもとに、様々な角度から創薬の成功確率が分析され報告されています。例えば、医薬品の承認に至る確率が他と比較して明らかに高い疾患領域やモダリティもあれば、逆に著しく低い疾患領域やモダリティもあります。創薬の成功確率はバイオベンチャーの成功確率にも直結するため、どのような医薬品について創薬を行うかを戦略的に判断する必要があります。いくつかの論文やレポートで発表されている創薬の成功確率について、以下の4つの切り口で見てみましょう。

- **疾患領域別の成功確率**
- **モダリティ別の成功確率**
- **希少疾患と慢性疾患の成功確率**
- **バイオマーカーの有無による成功確率**

疾患領域別の成功確率について

創薬の世界における技術の発展は日進月歩であるため、ひと昔前の先行研究で示されている成功確率が数年間で一変している可能性もあります。図2-7は、疾患領域別に2022年6月までのデータが集計された医薬産業政策研究所によるレポートの成功確率を示しています。

ここでは、各相における次相への移行確率の積で表した「第1相→承認」の数字を、治験を開始してから承認までの成功確率、すなわち開発成功確率と定義します。これによると、最も高い血液領域の開発成功確率が27%であるのに対して、最も低い精神領域の開発成功確率はわ

	第1相 ↓ 第2相	第2相 ↓ 第3相	第3相 ↓ 申請	申請 ↓ 承認	第1相 ↓ 承認
血液	75%	52%	73%	97%	27%
感染症	71%	53%	63%	95%	22%
皮膚	76%	35%	66%	92%	16%
感覚器	78%	44%	47%	93%	15%
整形	67%	39%	63%	85%	14%
消化器	70%	37%	53%	95%	13%
自己免疫	60%	41%	53%	100%	13%
心血管	66%	41%	46%	90%	11%
泌尿器	63%	41%	44%	100%	11%
がん	69%	28%	52%	96%	10%
中枢神経	63%	34%	47%	93%	9%
呼吸器	61%	28%	56%	96%	9%
糖尿病	56%	29%	46%	94%	7%
肝臓・胆嚢	71%	30%	30%	100%	7%
精神	64%	30%	35%	91%	6%
全平均	**67%**	**36%**	**55%**	**94%**	**13%**

図2-7　疾患領域別の成功確率　出典：医薬産業政策研究所の資料を基に筆者作成

ずか６％と、約５倍の開きがあることが分かります。

各疾患領域において、第１相臨床試験の成功確率についてはそれほど大きな違いがありません。多くの場合、第１相臨床試験の主要評価項目が薬の有効性を見るものではなく、安全性や薬物動態に焦点を当てているためであると考えられます。一方で、有効性を確認する第２相臨床試験、第３相臨床試験の成功確率の差は疾患領域ごとに大きく、結果的に開発成功確率を左右するといってよいでしょう。

医薬産業政策研究所によると、開発成功確率が低い疾患領域の特徴として、実際の病態を正確に反映した動物モデルが存在しないこと、疾患のメカニズムの解明が不十分であること、標的部位へ医薬品を到達させることが困難であることなど、課題を有する疾患を含む領域であるため創薬難易度が高いことが挙げられています。有効性を評価する指標の設定が難しい疾患も難易度が上がります。また、糖尿病領域ではすでに多くの医薬品が開発され競争が熾烈《しれつ》であること、肝臓・胆嚢《たんのう》領域では非アルコール性脂肪肝炎（NASH）もしくは非アルコール性脂肪性肝疾患（NAFLD）を適応とする開発品が過半数を占める一方で、この2つの疾患の開発成功確率が3％と著しく低いことが影響しています。

モダリティ別の成功確率について

つぎに、モダリティ別に開発成功確率を示した表が図2－8です。大まかに言うと、低分子医薬品から遺伝子治療と、下へ行くほど新しいモダリティです。

各モダリティで第1相臨床試験の成功確率については大きな違いがなく、安全性や薬物動態に関して他のモダリティよりも難易度が高いモダリティはないといえます。遺伝子治療の成功確率がやや高いのはサンプル数が少ないこと、難病・希少疾患を対象とした開発品が多く、有

	第1相↓第2相	第2相↓第3相	第3相↓申請	申請↓承認	第1相↓承認
低分子	66%	34%	51%	91%	10%
抗体	73%	43%	68%	98%	21%
タンパク質・ペプチド	68%	39%	59%	96%	15%
ワクチン	59%	39%	59%	100%	14%
細胞療法	66%	29%	54%	100%	10%
核酸	68%	25%	47%	92%	8%
遺伝子改変細胞	65%	30%	75%	100%	15%
遺伝子治療	83%	27%	35%	100%	8%
全平均	**67%**	**36%**	**55%**	**94%**	**13%**

図2-8　モダリティ別の成功確率　出典：医薬産業政策研究所の資料を基に筆者作成

効性を合わせて評価する第１／２相臨床試験として行われるため、表中では第１相ではなく第２相臨床試験の成績として入っていることが挙げられます。

モダリティ別でも疾患領域別と同様に、第２相臨床試験、第３相臨床試験の成功確率が全体の開発成功確率に直結していると考えられます。全サンプル数の半分を占める低分子が全体平均の成功確率を下回る結果となる一方で、抗体は低分子の倍以上の開発成功確率です。レポートの中では、抗体の成功確率が高い理由として、抗体医薬品によって細胞表面の分子を標的とする創薬アプローチが確立されているためであり、モダリティとしての成熟期を迎えていることが述べられています。

低分子医薬品よりも近年新しく出てきたモダリ

	第1相 ↓ 第2相	第2相 ↓ 第3相	第3相 ↓ 申請	申請 ↓ 承認	第1相 ↓ 承認
希少疾患	67%	45%	60%	94%	17%
慢性疾患	46%	23%	60%	93%	6%

図2-9　希少疾患と慢性疾患の成功確率の違い

出典：BIOの資料を基に筆者作成

ティのほうが開発成功確率が高いという事実を、もう少し詳しく見てみましょう。新規モダリティはその黎明《れいめい》期においては想定していなかったような課題が露見して開発成功確率が著しく低いという事実がありますが（データは割愛）、その壁を越えることで低分子ではアプローチできなかった様々な疾患への治療法を提供することができるため、各社が触手を伸ばし、熾烈な競争を繰り広げ、モダリティとして成熟していくのです。

希少疾患と慢性疾患の成功確率について

希少疾患と有病率の高い慢性疾患という切り口でそれぞれの開発成功確率を見てみます。希少疾患とは少数の人々にしか発症しない病気で、現在までに6000〜7000の疾患が報告されています。

希少疾患における開発成功確率（17％）は、有病率の高い慢性疾患（6％）のおよそ3倍です。特に異なるのが有効性を見る第2相臨床試験の成功確率です。希少疾患はまれであるため、その疾患に関する研究が少なく難易度が高いとも考えられますが、治療法がない疾患に対する

	第1相↓第2相	第2相↓第3相	第3相↓申請	申請↓承認	第1相↓承認
バイオマーカーあり	52%	46%	68%	96%	16%
バイオマーカーなし	52%	28%	57%	90%	8%

図2-10　バイオマーカーの有無による成功確率の違い

出典：BIOの資料を基に筆者作成

治療薬の開発となるため、競合品はありません。

一方、市場性の大きい有病率の高い慢性疾患は、すでに多くの医薬品が世の中にあるため、従来と同じメカニズムを狙っても既存薬の成績を上回ることが難しい領域です。治験で競合品に対して優位性を示すためには、革新的なメカニズムや技術が必要になるのです。

バイオマーカーの有無による成功確率について

バイオマーカーとはある疾患に対して、患者ごとに疾患の進行度や医薬品の治療効果の指標となるデータを指します。例えば、がんの場合には進行度を評価する指標としての腫瘍マーカーや、分子標的薬の治療効果を予測するための遺伝子検査などが挙げられます。

ここでは、治験を行う時に、その開発品によって治療効果が期待できる患者を選ぶためのバイオマーカーの有無による開発成功確率の違いを見ています。

当然のことながら、バイオマーカーによって治療効果が期待できる患者を選んでから第２相臨床試験、第３相臨床試験で有効性を見たほうが、バイオマーカーがない場合に比べて成功確率は高くなります。結果として、開発開始からの成功確率には2倍の差が出ます。

バイオベンチャーにおける開発方針の決め方

では、これらのデータをもとに、どのように開発方針を決めればよいのでしょうか。答えは一つではないでしょうが、検討する上でのポイントをいくつか挙げます。

バイオベンチャーを設立する時、疾患領域、モダリティの両方が決まっていないケースはまれです。ある疾患領域に特化した研究、もしくはモダリティに直結するような技術の研究からバイオベンチャーが生まれるからです。経験上、モダリティは決まっているものの疾患が決まっていないケースが大半です。疾患が決まっている場合には、ある程度医薬品候補物質も持ち合わせているからです。ここでは、モダリティが決まっていて疾患が決まっていないケースを想定します。

バイオベンチャーは大手製薬会社と異なり、開発品の治験をいくつも行うほどの資金力はありません。だからといって、疾患を選定する際になるべく開発成功確率が高い疾患を選べばよいかというと、必ずしもそうではありません。成功確率が低いところには低いだけの理由があるため、それを調べ克服できるような方策が見つかれば、逆にチャンスかもしれないのです。

例えば、呼吸器疾患の開発成功確率が低いのは第２相臨床試験の成功確率が低いことに起因しますが、この理由の一つとして、一部の呼吸器疾患ではヒトの病態を正確に再現した動物モデルがないことが挙げられます。もし、このバイオベンチャーが動物モデルを作製することができれば、このベンチャーにとっての呼吸器の成功確率は他社よりも高くなることに加え、競合も少ないかもしれません。

一方で、成功確率が低いところに何の準備もせずに臨むのは無謀であり、ＶＣから出資を受けることが難しくなります。ただし、確率が低い代わりに成功した時に大きな市場があるのであれば、ハイリスクハイリターンを好むＶＣがいる場合もあります。

希少疾患か慢性疾患かの選択について言えば、希少疾患のほうがバイオベンチャー向きです。慢性疾患よりも開発成功確率が圧倒的に高いことに加え、治験も小規模で行うことが可能なため、費用も抑えることができます。

近年、これまで治療薬が創られてこなかった希少疾患が見直され、規制当局による迅速承認制度や政府による開発に対する助成金制度などを活用できるようになりました。また、少数しか患者がいないながら高い薬価が付くために、薄利多売の慢性疾患と比較しても遜色ない売上が立っている医薬品もあります。

なお、これまでの慢性疾患治療薬に対して大きな優位性を持つような、新しいメカニズムや技術がある場合には、慢性疾患を選択してもよいでしょう。

最後に、バイオマーカーの有無ですが、もちろん効く患者と効かない患者を層別化できたほうが治験成績は上がりますので、開発するに越したことはありません。しかし、正しいバイオマーカーを見つけるためには、その疾患のメカニズムを理解するとともに、研究のための余分な時間や費用もかかりますので、そのバランスも重要になります。

COLUMN

有効成分が入っていない偽物なのに副作用が出る？「プラセボ」の不思議

「プラセボ」という言葉を聞いたことはあるでしょうか。

日本製薬工業協会（製薬協）が実施したアンケートによると、「プラセボ」の意味をちゃんと理解していた人は15・5％に過ぎず、70％の方が全く知らなかったと回答しています。

プラセボとは、本物の薬と全く同じ外見、味、重さをしていますが、有効成分が入っていない偽物の薬のことで、偽薬とも呼ばれます。中身には、少量ではヒトに対してほとんど影響のないブドウ糖や乳糖などが使われます。

プラセボが何に使われるのかを説明する前に、「プラセボ効果」というものを説明しましょう。プラセボ効果とは、仮に有効成分が入っていない薬だとしても、「薬を飲んだ」という事実だけで安心して、効果が現れることをいいます。

特に不眠や緊張、痛みなどの症状に対してはかなりの効果があり、暗示のような心理的効果、自然治癒などによるものと考えられています。そのため、治験で薬の有効性を評価する時には、このプラセボ効果を差し引く必要があります。

＊

治験では有効成分の入った薬を投与する患者群と、プラセボを投与する患者群に分け、患者には自分がどちらを飲んだかを知らせずに比較を行います。この時に、プラセボ効果を差し引いて、本来の薬の有効性を科学的に明らかにする必要があるわけです。

さらには、投与する医師にも、どの患者が薬を投与され、どの患者がプラセボを投与されたか分からないように治験を行うほうが正確であるとされ、「二重盲検比較試験」と呼ばれます。

これは、医師が薬かプラセボかを知っていることにより、効果が期待される患者への接し方や処置が変わったり、評価をする時に先入観が入ったりすることを防ぐものです。

本章で、治験に進める化合物の候補は約1万分の1だと説明しました。

ところが、1万分の1のふるいを突破して患者に投与される薬（の候補）ですら、有効性を評価する第2相臨床試験を突破できる確率は30％台なのです。これまで多くの薬が、プラセボに勝てない、プラセボと比較して有意差が出ないという理由で脱落してきました。また、過去に承認された薬の中には、プラセボと比べて上乗せはわずかのみ、上乗せよりもプラセボ効果のほうが大きいというものも多数あります。

実際に、睡眠薬だと言って処方されたプラセボで、すやすや眠れてしまう方も多数いるのです。逆も然りで、プラセボであれば出ないはずの副作用が出てしまうケースもあります。こちらはプラセボ効果ではなく、ノセボ効果と呼ばれます。

２０１８年12月に論文（「JAMA Network Open」誌）に掲載された報告では、がん切除後の補助療法の治験において、プラセボを投与された患者の18％が重い副作用を経験したというのですから、心理的な効果というのもバカにならないのです。

なお、がん患者やてんかん患者など、プラセボ群に割り当てられた際に命の危険にさらされるような病気の場合、プラセボは用いられず標準治療との比較などが行われます。

第3章

バイオベンチャーの成功を支えるエコシステム

毎年200〜300社ずつ増えている国内大学発ベンチャー

近年、アカデミアの先生によるベンチャー企業の設立が増えています。大学での研究成果を実用化するために設立されたこれらのベンチャー企業は、「大学発ベンチャー」と呼ばれています。

しかし、ある日突然優れたアイデアが浮かんだからといって、そのアイデアを片手にバイオベンチャーを起業しようとしても、おいそれとできるものではありません。アカデミアで長期にわたってアイデアを煮詰め、試行錯誤を繰り返しながら実験を行い、得られた研究成果を特許化して初めて設立されることが多いため、ほとんどのバイオベンチャーが大学という組織発に該当します。

大学発ではないバイオベンチャーの例を挙げるとすると、例えば理化学研究所や産業技術総合研究所（産総研）のような公的研究機関から生まれたベンチャーや、製薬会社の開発品を切り離してカーブアウトすることで生まれたベンチャーなどがあります。

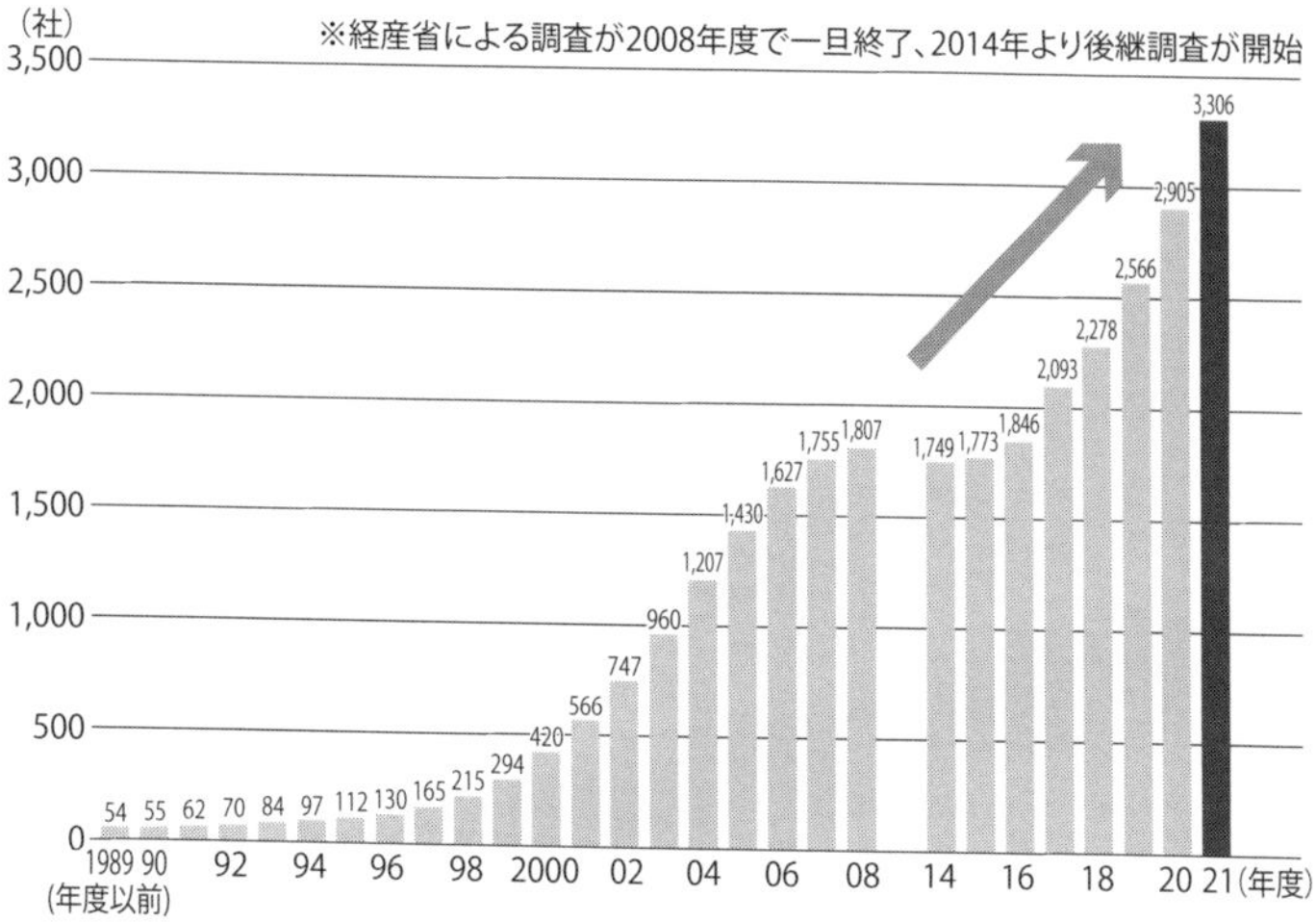

図3-1　大学発ベンチャー数の年度別推移

出典：経済産業省「大学発ベンチャーの実態等に関する調査」

大学発ベンチャーは活況

経済産業省の調査によると、２０２１年度時点では、なんと過去最多となる３３０６社の大学発ベンチャーが存在するとされています。このうち、ライフサイエンス領域（バイオ、医療機器、ヘルスケア）のベンチャーは、およそ３分の１に当たる１０００社強を数えます。

大学発ベンチャーは、ここ数年に限っていえば毎年数百社ずつ新設されていて、買収されたベンチャーや残念ながら立ち行かずに活動を終了してしまったベンチャーを差し引いても、毎年２００〜３００社ずつ増えています。

その結果、図３－１のグラフの通り、10年足らずの間に大学発ベンチャーの数はほぼ倍増しています。けっこうな数だと思いませんか？

これらの数字は、バイオに限らずあらゆる業種のベンチャーを含んだ数ですが、単純に言えば毎年数百人の先生が大学発ベンチャーを設立しているわけです。

国の方針による大学発ベンチャーの推進

少し話はずれますが、図3－1のグラフに表れている通り、2000年代前半にも大学発ベンチャーが急激に増えた時期がありました。2001年に経済産業省より「大学発ベンチャー1000社計画」が発表された時期です。

この計画は、国の産業競争力を強化し、経済活性化を図ることを目的とし、大学等における研究成果の事業化を積極的に進めていく方針を示したもので、政府肝入りの政策として、2002年から2004年の3年間で大学発ベンチャーを1000社設立することが目標として掲げられました。そして、2004年度末の時点では計画通りベンチャーの数が1000社を超えることになりますが、その中に含まれるバイオベンチャーの割合は、さほど多くありませんでした。日本ではまだバイオベンチャーのためのベンチャーエコシステムが未整備だったことや、製薬会社がバイオベンチャーとの共同研究開発を積極的に進めるようになる前の時代だったためです。

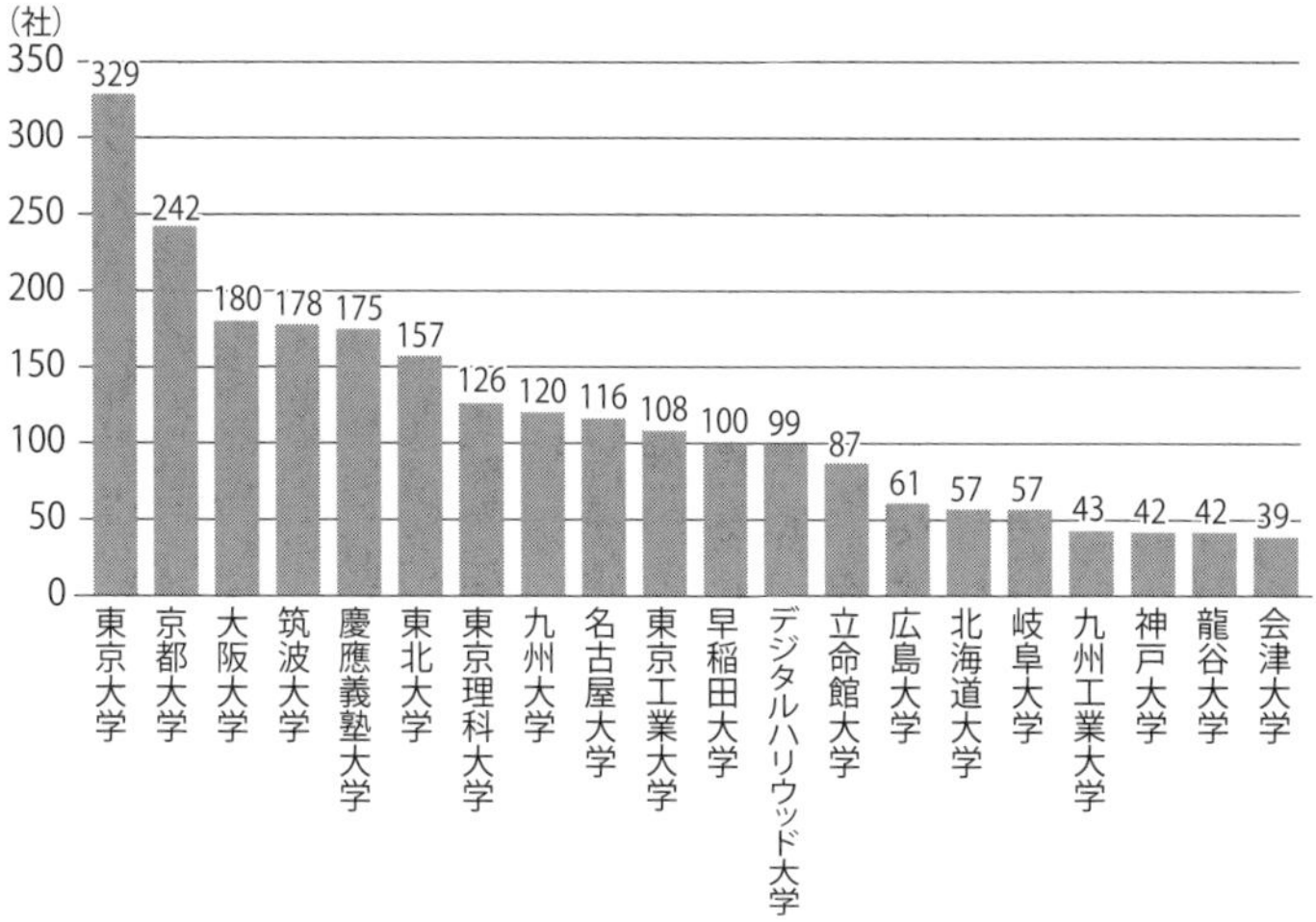

図3-2　大学発ベンチャーを輩出する上位20大学

出典：経済産業省「大学発ベンチャーの実態等に関する調査」を基に筆者作成

トップ大学以外でも生まれている大学発ベンチャー

話を戻して、３３０６社の大学発ベンチャーの出身大学を見てみると、東京大学発ベンチャーが３２９社で全体の10％を占め、以下、京都大学２４２社、大阪大学１８０社、筑波大学１７８社、慶應義塾大学１７５社と続きます。こうして見ると、確かに一部の有名大学から多くの大学発ベンチャーが生まれていますが、一方で、１社でもベンチャーを輩出している大学は実に２０５校にも及びます。

このことは、第１章でもお伝えした通り、優れた研究がトップ大学で多くなされていることは確かなのですが、トップ大学以外の多くの大学でも散見されることとも合致します。つまり、研究水準を論文の質で測るＴｏｐ10％補正

	2019年度	2020年度	2021年度	対2019年度比
北海道・東北	263	277	278	**106%**
関東	1,193	1,404	1,639	**137%**
中部	172	181	214	**124%**
近畿	493	569	613	**124%**
中国・四国	180	184	218	**121%**
九州・沖縄	248	267	295	**119%**

図3-3　地域別大学発ベンチャー数

出典：経済産業省「大学発ベンチャーの実態等に関する調査」

論文数という指標で見た場合、東京大学のような一部のトップ大学が極めて高いシェアを占める一方、論文数は少ないもののTop10%補正論文を出している大学が数多く存在します。その結果、200校を超える多くの大学から、有望な研究をもとに大学発ベンチャーが生まれているのです。

地域性を見ても、首都圏のみに一極集中するのではなく、全ての地域で大学発ベンチャーが見られ、いずれも数が増えていることが分かります。

VCとの仲介も増。大学側がアカデミアの先生による起業を後押し

今日では、多くの大学に大学発ベンチャーの設立や運営をサポートするTLO（Technology Licensing Organization：大学の知財を取り扱い、民間企業への技術移転を担う機関）、もしくは産学連携本部という組織があります。起業・経営相談窓口を設置し、起業に絡んだ様々な相談を受けたり、VCとの

仲介などを行ったりといった大学も増えていて、大学の先生による起業を後押ししています。また、起業後には、大学の特許をベンチャー企業にライセンスもしくは譲渡することで、ベンチャー企業が事業を始める土台の整備をサポートします。

例えば、329社の大学発ベンチャーが存在する東京大学では、起業や経営支援に関するノウハウがTLOや産学連携本部に蓄積しており、新たな大学発ベンチャーに還元されています。ベンチャーは、大学が持つ様々な支援先とのネットワークを活用することができ、大学内にあるベンチャー向けのオフィスや研究施設を安価で借りることも可能です。

また、毎日のようにVCが大学を訪れて先生と起業の話に花を咲かせるとともに、これから起業を考えている人に向けた専門家によるセミナーも数多く開かれています。ベンチャーという存在が昔よりもはるかに身近にあるため、彼らはすでに起業した先生からの体験談を聞くことも容易にできます。

一方、優れた技術と実用化のアイデアを持ち、バイオベンチャーの設立を本格的に検討している先生でも、起業を躊躇されている方はたくさんいます。バイオベンチャーを作るということが具体的にどういうことか分からず、イメージできないためです。

起業例が多くない大学では、TLOや産学連携本部による大学発ベンチャー設立や経営に対しての十分な支援体制が、必ずしも整えられているわけではありません。VCとの接触や、べンチャー関連の有益な情報も限定的です。そのため、優れた研究を行っている先生がバイオベンチャーを設立する機会も限定されてしまいます。

コロナ禍以降、多くのセミナーやイベントがオンサイトとオンラインのハイブリッドで開催されるようになっています。もし、身近なところでは情報が限定的という場合には、オンラインを通じてイベントに出席し、起業された先生や起業家の方の話を聞いてみるのも一考です。本書でも、これまで起業を検討された多くの先生や起業家の方が直面した課題や疑問点を、できる限り多く取り上げていますので、ひょっとするとヒントが見つかるかもしれません。

ボストンと東京の比較で見るベンチャーを育むエコシステムの重要性

地球上のあらゆる生き物は、他の生き物と関わり合いを持ちながら地上や地中、水中といった環境で生きています。

植物は、太陽の光から光合成によってエネルギーを作り出して成長していきます。そうして成長した植物や他の生き物を食べることで生きています。そして、動物のふんや死骸は微生物などにより分解されて、植物の養分となります。

これら、生き物と環境とが奏でる一連の営みの中には何一つ欠けてよいものはなく、規則正しく繰り返され、全体として一つのまとまったシステムを形づくっています。

このシステムは「生態系」や「エコシステム」と呼ばれています。

ベンチャーの世界も、互いが関わり活かし合う生態系と同じ

こうした生態系の話になぞらえて、ベンチャーの世界において、様々な登場人物とそこから提供される必要な経営資源や制度が互いに有機的に絡み合いながら、ヒト・モノ・カネが円滑に回り、ベンチャーを作り出し、育て、羽ばたかせ、またそれを繰り返していく一連の仕組みのことを「ベンチャーエコシステム」と呼んでいます。

そこでは全ての登場人物が重要なパズルのピースであり、彼らを結び付ける場所やイベントなどの環境も不可欠です。逆に、何かが欠けていたり、あるいは期待される役割を果たしていなかったりする状況の中では、ベンチャーエコシステムに乱れが生じ、もしくはそもそもベンチャーエコシステムが一つのシステムとして機能せず、ベンチャーがうまく育たないばかりか、影響はそれを取り囲む様々な登場人物にまで波及します。

自然環境において、温暖化によるわずかな気候の変化や特定の生き物の増減が、まずは小さな部分から秩序を乱し、少しずつ波及し、最後には生態系全体に危機的な影響を及ぼすような

ことにも似ています。

ここからは、バイオベンチャーを例に、ベンチャーエコシステムの登場人物が果たす役割と、ベンチャーの成長サイクルを見ていきましょう。

本書では、分かりやすいようにベンチャーの視点からエコシステムを捉えていますが、本来このエコシステムの中では誰もが主役で、相互に他の登場人物と有機的に関わっていきます。

バイオベンチャーにおけるベンチャーエコシステムの役割

ベンチャーエコシステムのスタートとして、「研究者」によって研究成果をもとにバイオベンチャーが設立されるところから見ていきましょう。

「大学」のTLOや産学連携本部は、起業相談を始め、VCの紹介、大学からベンチャーへの知財の移転など様々な観点から研究者である先生の起業をサポートしてくれます。

不確実性が高いベンチャーへのリスクマネー（ベンチャー企業に対し、投資資金の回収不能リスクを覚悟の上でその企業の将来性を評価し、提供する資金）の提供者は、「VC」です。彼らは資金のみならず、経営上の様々な支援も提供してくれます。

研究者が自らバイオベンチャーの経営を担っていくこともできますが、多くの場合、外部から「起業家」を採用して経営を任せます。また、少数精鋭のバイオベンチャーでは、大企業と

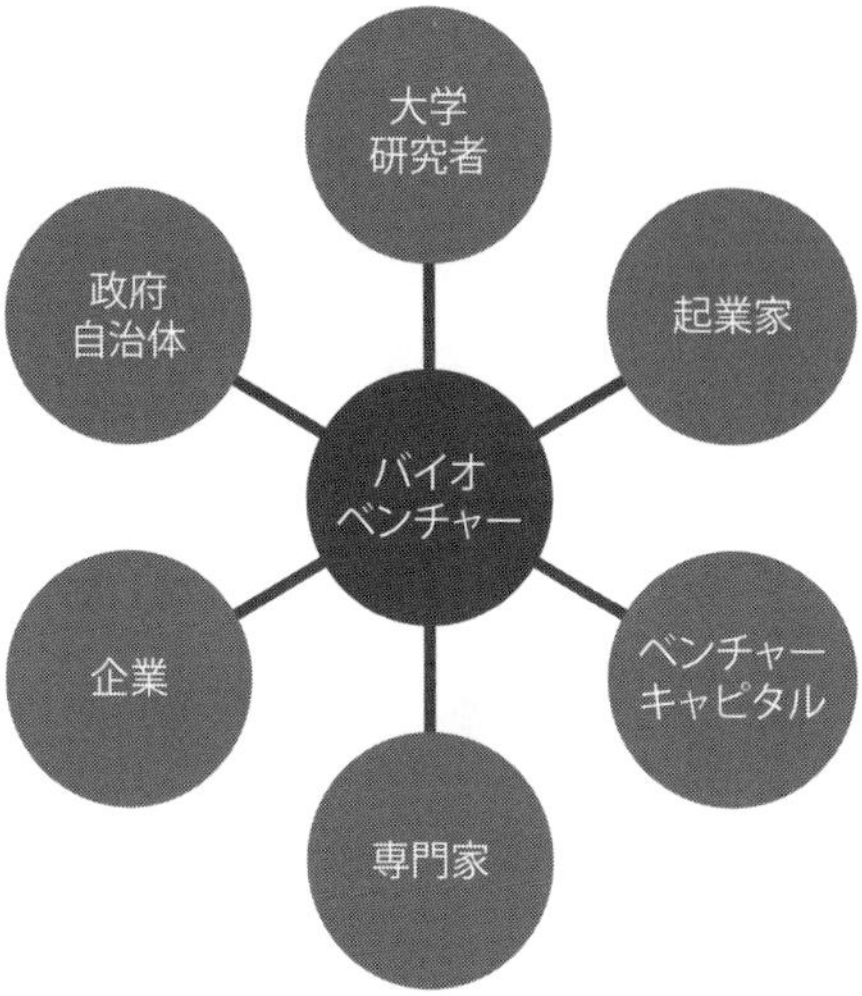

図3-4　バイオベンチャーを取り囲むベンチャーエコシステム

は違ってリソースもインフラも限られるため、経営コンサルタント、弁護士、会計士、弁理士、ＣＲＯなど「専門家」の力を借りることが必須です。

そして、長い時間と多額の研究開発費を使って手塩にかけて育てた医薬品は、いずれかのタイミングで製薬会社などの「企業」に導出を行い、その後の開発、承認申請、そして販売を託すこととなります。昨今では製薬会社出身者が多数バイオベンチャーで活躍していますが、専門性や経験を持った人材をベンチャーに供給するのも「企業」の役割の一つです。

さらに、「政府」や「自治体」は助成金やインフラの提供を始めとする、様々なベンチャー支援策を打ち出し、イノベーションの創出を後押しします。

バイオベンチャー1社の成功がつぎの成功につながっていく

そうして、もしバイオベンチャーが成功した場合、あるいは医薬品が承認され世に出た場合、その成功事例が新たなバイオベンチャー設立への呼び水になります。

起業家は成功体験を携えて、バイオベンチャーをさらに成長させることもできますし、つぎなるバイオベンチャーの経営へと舵を切ることもできます。成功によって得た経済的利益を元手に、エンジェル投資家として資金面からつぎのベンチャーを支援したり、メンターとして次世代の起業家に対してアドバイスをしたりといったこともできます。

VCは、投資先の成功によって大きなリターンを出すことができれば、その実績を携えて投資家からつぎのファンドの資金を集めやすくなります。また、成功事例を持つVCのところには、バイオベンチャーからのつぎなる出資依頼が押し寄せることでしょう。バイオベンチャーの数が増えれば、専門家の需要が高まるとともにそこにノウハウも蓄積していきますので、バイオベンチャーはさらに質の高い支援を受けることができるようになります。

さらに、バイオベンチャーから優れた医薬品候補や新技術がつぎつぎと出てくれば、製薬会社はますますベンチャーとの連携（製品の導入や共同研究開発、M&Aなど）を加速させることができます。

このように、ベンチャーエコシステムが成熟していくにつれ、バイオベンチャーの成功確率は飛躍的に上がっていきます。

それがさらなるベンチャーエコシステムの発展の引き金になります。面白いことに、一度うまく回り出したベンチャーエコシステムは、正のループを描き続け、指数関数的に発展していきます。この正のループはよほどのことがない限り、継続して回り続けます。

世界のベンチャーエコシステムの都市別ランキング、東京は12位

ベンチャーエコシステムは、通常、都市を単位として形成されています。もちろん政府の施策などは国全体への波及効果がありますが、パズルのピース同士が離れていてはスムーズな連携にはつながりません。

後に説明するボストンの事例のように、関係者が狭いエリアにぎゅっと集まることで接触頻度やコミュニケーションの量も質も格段に上がり、互いに必要な時に必要なピースを見つけることができます。

「The Global Startup Ecosystem Report 2022（GSER2022）」に公表されている世界の主要都市のベンチャーエコシステムのランキングでは、世界最大のイノベーション大国である米国が抜きんでているのは一目瞭然です。日本からは唯一、東京が12位にランクインしています。

	都市名	実績	資金調達環境	コミュニティとインフラ	市場性	ノウハウ	人材と経験
1	シリコンバレー	10	10	10	10	10	10
2	ニューヨーク	10	10	9	10	5	10
2	ロンドン	9	10	10	10	6	10
4	ボストン	10	9	8	9	7	9
5	北京	10	8	3	9	10	10
6	ロサンゼルス	9	10	7	9	7	9
7	テルアビブ	9	8	10	10	6	8
8	上海	9	6	1	9	10	9
9	シアトル	8	7	6	8	8	8
10	ソウル	7	9	7	5	8	7
11	ワシントンDC	8	6	8	7	3	8
12	東京	5	8	1	4	9	9
13	サンディエゴ	8	4	3	8	7	6
14	アムステルダム	5	7	10	6	1	7
15	パリ	1	8	7	1	1	8
16	ベルリン	6	7	8	4	1	6
17	トロント	1	9	9	3	1	7
18	シンガポール	1	9	4	8	1	5
19	シカゴ	4	6	5	6	1	7
20	シドニー	7	5	6	5	1	5

※10点満点で評価した場合のレベル

図3-5　ベンチャーエコシステムの都市別ランキング

米国は、上位にランクインするような都市がいくつも存在していて、米国内のあらゆる場所にベンチャーエコシステムが存在しています。一方、日本の場合、ベンチャーエコシステムとしての環境が整っているのは東京のみであり、一極集中しているのが現状です。

日本では様々な大学に優れた研究が存在し、東京以外の地域からも多数の大学発ベンチャーが生まれていることは紹介しました。サイエンスには大きな地域格差はないのですが、残念ながら、その成長を加速させる触媒となるベンチャーエコシステムには地域格差が存在します。

地球上で最も革新的な平方マイル「ボストンのケンドール・スクエア」の充実度

東京の各項目の評価を見ると、「コミュニティとインフラ」が著しく低いことが分かります。コミュニティとは、ベンチャーとエコシステムの登場人物が一堂に会するような場所やイベントのことであり、いわば、必要なピース同士が有機的につながるきっかけとなる場のことです。インフラとは、若いバイオベンチャーが研究を行うことができるインキュベーションラボなどの施設や、そのための助成金のことです。

ライフサイエンス産業の集積地である米国ボストンのケンドール・スクエアに行くと、半径1・5km圏内にグローバルトップの製薬会社がわれ先にと競うかのようにオフィスを構え、数百ものバイオベンチャーがしのぎを削り、「地球上で最も革新的な平方マイル（the most innovative square mile on the planet)」として知られています。

世界中から選りすぐりの優秀な研究者が集まるハーバード大学やマサチューセッツ工科大学（ＭＩＴ）などの大学は、まさにイノベーションの宝庫であり、名だたるバイオベンチャーの技術がここから生み出されています。また、バイオベンチャーにとってこれらの大学は、優秀な研究者や技術者人材の供給源でもあります。

バイオベンチャーに対してオフィススペースや研究設備を提供するインキュベーター（起業や新たな事業創出の支援をする人材や団体）やアクセラレーター（起業後のベンチャーに対して成長のための短期間プログラムを提供する人材や団体）も豊富であり、ボストン都市圏だけで50以上存在するといわれています。

さらには最先端の治験を行うことができる中核病院も充実していることから、研究開発を行う場所に困ることもありません。

また、この地区には著名なＶＣを含む多くのバイオ投資家が本社を構え、われ先にと投資機会に目を光らせています。

法律事務所や特許事務所は１００人規模のベンチャー専門チームを抱え、コンサルティング会社は研究、開発、商業化などバイオベンチャーのライフサイクルを通じて様々な課題に対して助言を行っています。

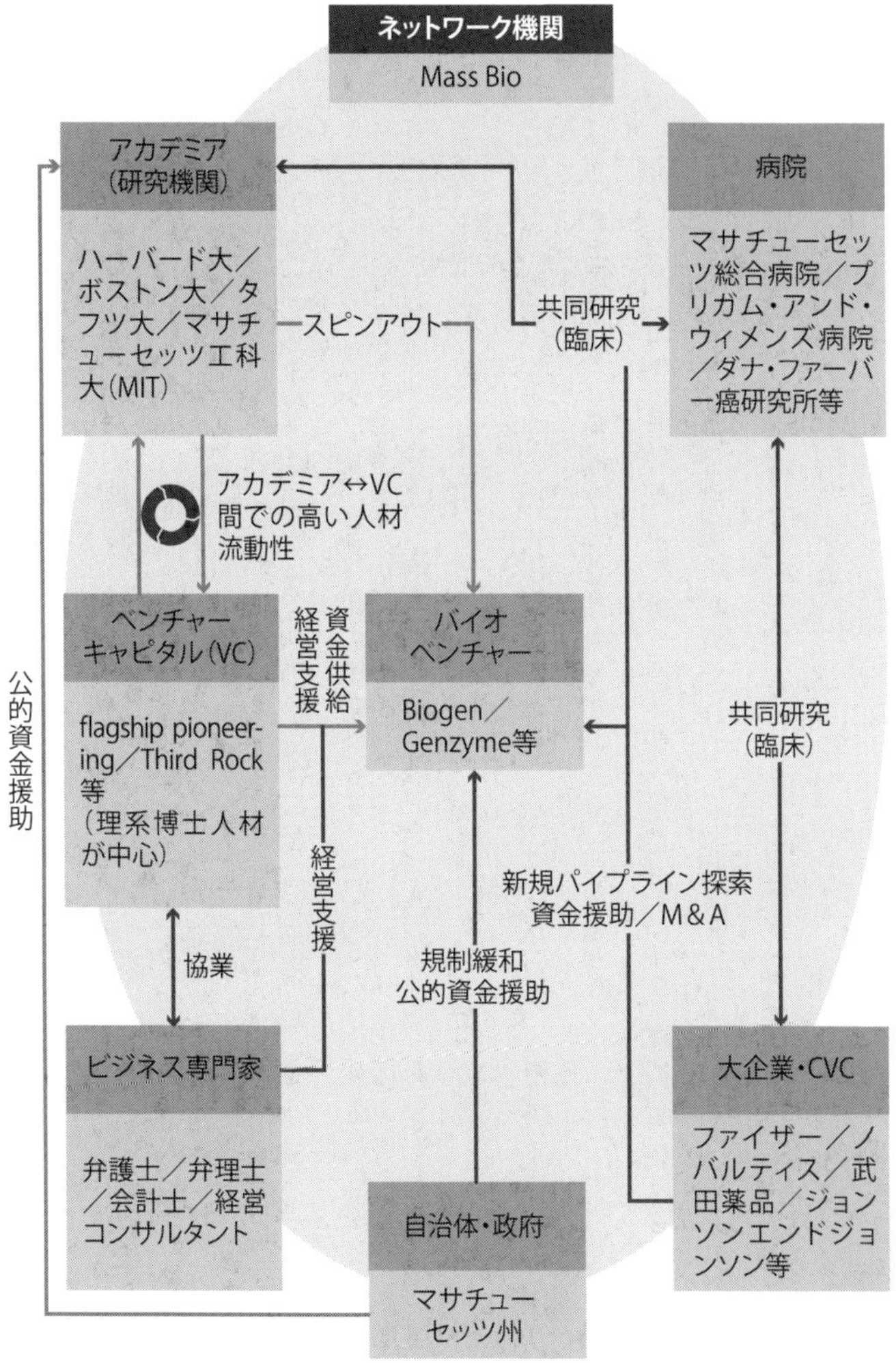

図3-6　ネットワーク機関の1つであるMass Bioを中心とした米ボストンバイオコミュニティの例　出典：Deloitte Tohmatsu Group

そして、これらのキープレイヤーを強固に結び付けているネットワーク機関の存在も重要です。例えば、様々な機関がベンチャーによるピッチイベントや起業家支援プログラム、ネットワーキングパーティーなどを開催し、バイオベンチャーとキープレイヤーの出会いの場としての役割を果たしています。

ボストンがライフサイエンスの集積地となった歴史

もともとボストンがライフサイエンスの集積地となったのは、1970年代後半から1980年代にかけて、バイドール法（政府の資金で研究開発された発明であっても、その成果に対して大学や研究者が特許権を取得することを認めたもの）の制定などをきっかけに、ハーバード大学やMITなどの研究者によってバイオジェンやジェンザイムといったバイオベンチャーが作られ、後に大成功を収めるところから始まります。

その後、製薬会社や著名なVCがつぎつぎと拠点を移し、街を挙げてバイオテクノロジー産業クラスター形成のための様々な施策が打たれ、ここ20~30年余りの間にボストンのエコシステムは大きな発展を遂げてきました。まさに、一度回り始めたエコシステムが正のループで回り続けることで大成功した事例といえるでしょう。

日本国内でも各都市でベンチャーエコシステムが発展中

一方の日本は、例えば経済産業省より２００１年に発表された「大学発ベンチャー１０００社計画」の中では、設立されるベンチャーの数にのみ重きが置かれ、ベンチャーエコシステムの形成に向けた取り組みは十分になされてきませんでした。また、この時代は製薬会社もベンチャーとの取り組みにあまり積極的ではありませんでした。

それが近年、日本でも東京を始め、様々な都市でベンチャーエコシステムが発展しています。政府も２０２２年を「スタートアップ創出元年」と位置付け、スタートアップ育成５カ年計画を策定し、国を挙げてベンチャーエコシステムの醸成と、そこからのイノベーションの創出を後押ししています。

例えば、２０１６年に三井不動産が設立したＬＩＮＫ－Ｊ（Life Science Innovation Network Japan）は、東京・日本橋を拠点として、ライフサイエンス領域のエコシステム構築に取り組んでいます。バイオベンチャー向けのオフィスや研究施設を提供するほか、様々なイベントを通じてキープレイヤー同士の結び付きの場を提供しています。また、２０２０年にはボストン発のベンチャーの世界的ネットワーク機関であるＣＩＣ（Cambridge Innovation Center）が東京に進出しています。

これまで、日本のライフサイエンス分野の発展は米国の20年遅れで起こるといわれてきましたが、情報化社会が発達した今、エコシステム形成で追いつくためには20年も必要ありません。現にエコシステムの登場人物の多くは、役割を果たし始めていますし、その有機的な結び付きも生まれています。

ベンチャーキャピタリストとしては、ベンチャー投資額で米国に大きな水をあけられ、このことがベンチャーエコシステム形成の障壁の一つになっていることは耳が痛い事実です。ボトルネックにならないように私自身も努力をしていきたいと思います。

インキュベーションラボはバイオベンチャーの生命線

仕事終わりや週末に家の近くのカフェに行くと、ITベンチャーの方がMacBookを使ってコーディングをしていたり、TeamsやSlackなどのコミュニケーションツールを使って他のメンバーとやり取りしたりといった姿を見かけます。また、数人でテーブルを囲み、事業に関するディスカッションが熱を帯びているなどということもよくあります。ひょっとすると、こうした場所から新しいアイデアやサービスが生まれているのかなと想像しては、少しワクワクします。

一方、バイオベンチャーの場合、何かが生み出される場所といえば、実験室（ラボ）がそれに当たります。創薬に必要なのはまず研究ができる環境で、多くのバイオベンチャーは医薬品の研究開発を行うためのラボを構えています。そこで、日々仮説と実験による検証を繰り返しているのです。

どうやって研究ラボを確保するかは死活問題

ＩＴベンチャーが街中のカフェで事業を生み出せるのに対して、若いバイオベンチャーにとって問題になるのは、どのようにしてラボを立ち上げるかです。精巧な実験データを取得するための実験機器はとても高額な装置も多く、購入する場合には数百万から数千万円、それ以上の費用がかかることもざらです。また、初期費用として物件を借りるための敷金や保証金、改装費などが必要となり、借りた後には毎月の賃料も支払わなければなりません。設立当初からこのようなお金を工面できるほど潤沢な資金を持つバイオベンチャーは、ごく少数です。

できたてのバイオベンチャーは多くの場合、大学と共同研究の形を取り、創業科学者である先生のラボの一部を間借りしたり、共同研究先の先生に実験をお願いしたりします。バイオベンチャーという形こそ用意するものの、先生がアカデミアで研究していた時の延長線上で実験を続けるのです。

しかし、ベンチャーの規模が大きくなり研究員が増えるにつれ、より広いスペースが必要となります。間借りをしている研究室の研究者や学生たちの邪魔をするわけにはいきませんので、いつかは自前のラボを立ち上げなければなりません。

自前のラボを持つことは単にスペースの問題だけではなく、バイオベンチャーが成長していく上でも必要なことです。大学と共同研究を行っている限り、そこから生まれた重要な発明が大学とベンチャーの共同出願になる可能性があります。また、投資家からは大学のインフラがないとベンチャー単独では研究開発を行うことができないと受け止められるかもしれません。

日本でも一般的になってきたインキュベーションラボ

さて、ベンチャーエコシステムの著しい発展を見る今日では、高額な初期費用を工面できない若いバイオベンチャーであっても、インキュベーションラボと呼ばれる施設を活用することが可能です。インキュベーションとは、直訳すると「孵化《ふか》をさせる」という意味を持ち、ベンチャーエコシステムの話題では、「インキュベーションラボ」や「インキュベーター」などの派生用語があります。

インキュベーションラボとは、若いバイオベンチャーが初期費用を抑えて入居できるように設計されたラボを指し、例えば初期の敷金や保証金が低く設定されていたり、最初から部屋が実験室仕様に造られているため大きな改装費が必要なかったりといったメリットがあります。また、高額な実験機器が設置されていて、入居するバイオベンチャー各社が共有で使うことができるため、大きな設備投資も必要ありません。今日では、ベンチャーを後押しするような自治体、大学、不動産会社、製薬会社などにより、日本各地に数多くのインキュベーションラボが設立されています。

では、どのようにすれば入居できるのでしょうか。ある日突然インキュベーションラボに入れるわけではありません。ラボ探しやその後の契約、改装などに時間がかかりますし、人気のインキュベーションラボほど空きがなく、数カ月から年単位で順番待ちになることもあります。また、審査があるようなインキュベーションラボもありますので、入居する1年から半年前には探し始め、インキュベーションラボにコンタクトを開始するのがよいでしょう。

ここでは、私自身、製薬会社の担当者としてインキュベーションラボのコンセプト設計から共有実験機器の選定・購入、バイオベンチャーの誘致を担当した経験や、ベンチャーキャピタリストとして投資先バイオベンチャーのインキュベーションラボ探しを支援した経験から、バイオベンチャーがインキュベーションラボを選ぶ上でいくつかポイントになる点を整理してみます。

ロケーションは研究員の利便性の良さを最優先

インキュベーションラボは、比較的広い敷地が必要になることや、住宅地に造ることが難しいなどの理由から、都心ではなく郊外に設けられているケースがほとんどです。重要なのは、現在勤務している研究員にとっての利便性を優先することでしょう。少数の研究員で研究活動を進めるバイオベンチャーにとって、一人ひとりがまさしく人財であり会社の核であり、重要な研究員が辞めてしまうことによる影響や遅れは甚大なものです。若いベンチャーにとっては初期費用や賃料も死活問題ですが、賃料が安いところを選んだばかりにキーパーソンを失ったということにならないように、事前に研究員の意向を聞いておくことも重要です。

また、今後研究員を増員しようとしている場合、採用がしやすい場所であることも大切です。周辺に研究が盛んな大学や研究所が集積しているような場所であれば採用もしやすくなります。求人に対してどの程度の応募が期待できるか、採用エージェントに確認しておくとよいでしょう。

経営陣や管理系部門の従業員が執務をこなすためのオフィスを兼ね備えたインキュベーションラボもあります。しかし、オフィスを郊外に設けた場合、協業先や取引先、投資家との距離が離れてしまうことから、オフィスとラボを別々の場所に設けているバイオベンチャーも少なくありません。ひと昔前であれば、経営陣はオフィスとラボを行き来し、研究員と直接的なコミュニケーションを持つことが重要でしたが、コロナ禍によりリモートワーク化が進んだ今、オンラインのコミュニケーションで代替することが可能になってきました。

必要な実験ができるかどうか、実験機器のラインアップの確認が重要

インキュベーションラボに設置されている実験機器が自社のニーズに合っているかも重要です。大規模なインキュベーションラボであれば多くの実験機器が揃っているかもしれませんが、そのようなことはまれです。

例えば、細胞実験、生化学実験、化学合成などでそれぞれ必要となる実験機器が異なる中で、インキュベーションラボ側も全てを取り揃えることはできません。目的の実験機器があったとしてもその機器の年式やスペックが合わないこともあります。必要な実験機器がない場合には自前で用意しなければなりませんが、機器を持ち込みできるケースと持ち込みできないケースがあります。また、病原体を扱う実験や遺伝子組み換え実験は、一定の基準を満たしているラボでしか実施できないため、必要な実験ができる環境かどうかも重要です。今後どのような実験を行う必要があるかを長い目で見た上で検討したほうがよいでしょう。

なお、インキュベーションラボは、毎年実験機器のメンテナンスや買い替えのための予算を持っています。欲しい実験機器のリクエストを出しておくと、意外と検討してもらえるような

ことも少なくありません。

エコシステムが発展している地域では、インキュベーション施設の近隣に委託実験を行っているCROなども充実しています。特殊な機器が必要な実験など、対応できるインキュベーションラボが極端に限られているとしても、近隣でそのような実験に対応しているCROがある場合もありますので、確認してみる価値はあります。

資金に見合う賃料と契約形態

多くの条件が揃っているほど賃料も高額になりますが、若いバイオベンチャーには資金的な余裕がありません。一方、最近は自治体や大学、企業などが様々な助成金を出しています。価格表だけを見て諦めるのではなく、そのインキュベーションラボでどのような助成金が活用できるのか、インキュベーションラボにコンタクトして聞いてみるとよいでしょう。

また、契約期間についても確認しておきましょう。伸び盛りのバイオベンチャーの場合、1、2年経つとつぎのステージに進み、研究予算も研究員数も大きく成長するようなこともあります。せっかく入ったインキュベーションラボが1年後には手狭になってしまうようなこともあるかもしれません。そのため、事業計画と契約期間をリンクさせておくことも必要です。同じインキュベーションラボの中で、追加で部屋を借りられたり、もう少し大きな部屋に移ったりすることができれば、必要資金を最小限に抑えることができます。

インキュベーション施設はエコシステムの一部として機能する

バイオベンチャーにとって、インキュベーションラボの選び方一つで実験計画、採用計画、資金計画などに様々な影響が出てきます。それは、バイオベンチャーの成功確率にも直結します。例えば、米国を始めとした海外では、審査を突破し有名なインキュベーションラボに入れること自体、有望なバイオベンチャーと見なされて箔が付き、投資家から資金調達を受けやすくなることもあります。

インキュベーションラボが増えた今、選択肢の幅も広がりました。金銭的な制約に縛られてしまうこともあるでしょうが、エコシステムの中心にあるインキュベーション施設では、賃料以上に得るものもあります。これから施設選びをされる方はぜひ、今回挙げたようなポイントを検討してみてはいかがでしょうか。

第4章

バイオベンチャーの起業タイミングとその方法

「研究のキャパシティを超えた」「出資を受ける準備が整った」が起業時期

大学の先生から、「いつどのタイミングで、バイオベンチャーを設立するべきでしょうか?」、そんな相談をよく受けます。多くの先生にとってバイオベンチャーを設立する目的は、アカデミアでの優れた研究成果をいち早く創薬につなげるため、研究開発を加速させることにあります。バイオベンチャーを設立すると、研究開発のための資金調達や、研究員を増員したり研究設備を充実させたり、専門的な実験を外部に委託することもできます。また、副次的には、バイオベンチャーが成功することにより大きな経済的利益を得ることも可能です。

バイオベンチャーを作るにあたって、タイミングはとても重要です。ケースバイケースではありますが、私が考える一つの回答としては、以下の2つが揃った時が、起業するベストタイミングであると言っていいでしょう。

- **より専門的な知識と大きな研究開発資金が必要になった時**
- **出資の相談をする準備が整った時**

一つずつ説明していきます。

タイミング1　より専門的な知識と大きな研究開発資金が必要になったら起業する

言い換えると、自身のラボで進めることができる研究のキャパシティを超えた時がそれに当たります。アカデミアでの研究を創薬につなげるためには、専門知識と経験が必要です。

規制当局による審査を通すことを見越した研究開発は、アカデミアにおけるデータの取り方とは異なります。第2章で説明したように、当局のガイドラインや前例に沿った開発の手順が必要ですし、医薬品として仕上げるためには薬の剤形や製造工程も重要になります。

当然のことながら、これらの全てをアカデミアの知識と経験、インフラで賄うことはできませんし、専門人材を採用するにも研究開発を外注するにも多額の資金が必要になります。そのため、この段階でバイオベンチャーの設立を検討することとなります。

タイミング2　出資の相談をする準備が整ったら起業する

いざバイオベンチャーを設立しても、VCから出資を得られなければ、大きな研究開発資金を獲得することはできず、大学のラボで研究している時と変わりません。それでは、研究開発を加速させるという当初の目的を達成することができません。

そのため、ある程度VCと相談をしながら、出資を受ける条件を整えるための目途が見えてきてから設立するのがよいでしょう。もしくは、最初からVCと一緒に設立するような場合もあります。

実際にVCから出資を受けるためには、まずは以下の3つを準備しましょう。

①ビジネスプラン
②研究データ
③特許に関する資料

①ビジネスプラン

「ビジネスプラン」とは、いわば、これまでの研究成果を用いて何をやりたいか、どんな医薬品を創りたいかにほかなりません。そこに、課題は何か、そのために今後どのような研究が必要になるかなどを、少しずつイメージしながら肉付けしてみましょう。

すでに起業した後であれば必要資金まで盛り込んだビジネスプランが必要ですが、これから起業する先生の場合には、何をやりたいかが定まっていれば、それをもとにVCと一緒に詳細化していけばよいでしょう。

バイオベンチャーを起業するタイミングとして重要になるのは、上場や売却までの期間です。多くのＶＣは、そのファンドに期限が設けられ、期限内に全ての投資先の持ち分を処分し、出資を受けた投資家にリターンを返さなければいけません。

期限が10年であるファンドが多いことからも、通常は7～8年くらいでエグジットするビジネスプランが必要となるでしょう。

そうした時、これから基礎研究だけでさらに5年もかかるとなると、バイオベンチャーを設立するタイミングとしては時期尚早ということになります。この場合、科研費などの競争的資金（国や企業などが研究開発課題等を募り、提案された課題の中から、科学的・技術的な観点を中心とした評価に基づいて実施すべき課題を採択し、研究者等に配分する研究開発資金）を使って基礎研究をもう一歩進めてからバイオベンチャーを設立するのがよいでしょう。

そうは言ったものの、研究にも創薬にも競争は付き物です。せっかく優れた研究をしているにもかかわらず、旬を過ぎてしまったり、わずかなスピードの差で競合他社に負けてしまったりすることも珍しくありません。

研究には、リソースを割《さ》くことで作業の分担ができるためその期間を短縮できるものと、リソースを割いたとしても、ある程度の決まった時間が必要なものがあります。

例えば、遺伝子改変動物を作製し、必要な頭数を準備しなければならないケースの場合、繁殖に決まった時間がかかるため後者に該当します。一方、リソースを割くことで時間を短縮できる類のものであれば、資金調達の額を増やすことにより、当初の計画期間を圧縮することも可能です。

最近、米国では優れた研究に対して、ＶＣが数十億円、場合によっては１００億円規模の大型資金を投入してバイオベンチャーを設立し、当初から数十人レベルの研究員を雇って、一気に研究開発を行うケースすらあります。

日本の場合には、まだまだ最初の投資から数十億円もの資金を得られることは難しいですし、調達する金額が大きくなればなるほど出資を受けるための評価基準も高くなりますが、成功の確度を上げられるのであれば、相談してみるのも一つの手でしょう。

②研究データ

「研究データ」は、先生方にとっては研究成果について売り込むための重要な情報であり、ＶＣにとっては、セールスポイントを判断するための材料です。

ここで出す研究データこそが、なぜこの技術で起業を行うかを示す、まさにバイオベンチャーの根幹となるものであり、既存技術や競合と比較しての明確な優位性が求められます。同時に、ビジネスプランの妥当性にもつながります。

長年研究してきたテーマであればあるほど思い入れが強くなりがちですが、なるべく客観的な視点から優位性を示すことを心がけましょう。

③特許に関する資料

「特許に関する資料」によって、どれほど強固な特許であるかが評価されます。出願されていれば、特許の成立前であっても評価は可能です。特許出願自体はバイオベンチャーの起業如何《いかん》によらず、アカデミアであれば通常行っていることですが、起業を行う時になって特許の範囲や権利関係が問題となることがよくあります。

特許戦略については私の専門分野ではありませんので本書では詳細には触れませんが、医薬品の分野では、起業の可否のみならずベンチャーの成否を分けるポイントになりますので、可能な限り専門家と相談しながら戦略的に出願すること、権利関係を複雑にしないことが鍵となります。

論文投稿のタイミングも重要。論文の投稿の制限とは

さて、バイオベンチャーの起業を検討するのであれば、論文投稿のタイミングが重要になること、場合によっては論文投稿そのものが制限されることについても認識しておかなければなりません。アカデミアの本分は、学術論文や学会で研究成果を公表し、科学を発展させること

にありますし、競争的資金を得るためには論文発表が必要となります。

一方で、特許出願前に発表がなされた場合には、特許の成立が不確実になったり、競合優位性に関する情報が漏れてしまうと、バイオベンチャーを設立しても出資を受けることが難しくなったりする可能性すらあります。近年、多くの競争的資金が応用を見据えた研究に割り当てられている傾向も踏まえ、特許出願前の基本データの発表は慎重に行うようにしましょう。

バイオベンチャー設立時に必要な資金

ここまで、バイオベンチャー設立のための準備とタイミングについて説明してきましたが、実際に起業に踏み切るとなると、まだまだハードルが高いと感じるのではないでしょうか。様々な不安が生じますし、疑問も湧いてきます。

なかでも、「ベンチャーを設立するために自己資金はいくら必要なのか」「失敗した時にはどうなるのか」といったことは誰しもが気にする内容です。この点が不明瞭なままでは起業にも前向きになれません。

起業を躊躇する理由の１位は「失敗に対する危惧」

みずほリサーチ&テクノロジーズの調査によると、各国の起業意識を比較した時に、日本は、起業のための教育水準、起業経験、将来的な起業に対する意識など、多くの指標において先進国の中で最低クラスに位置します。

長らく、「新卒一括採用」「年功序列型の賃金」「終身雇用」に代表される日本型雇用システムが社会全体のすみずみにまで浸透し、家庭でも学校でも保守的な教育がなされてきたためです。

ベンチャーエンタープライズセンターのアンケートによると、起業を躊躇する理由の中で最も多かった回答は、「失敗に対する危惧」でした。次いで、学校教育、身近に起業家がいないこと、世間の風潮、家庭教育の順に続きます。また、「資金調達の難しさ、支援する仕組みが少ない」「日本の保守的な国民性・画一的な教育・雇用体系」「投資対効果が不明確・低い」なども理由として挙げられています。

「失敗に対する危惧」が、起業を決断する際の一番の足かせになることは、感覚的にはよく理解できることです。特にアカデミアの先生や研究者による起業が多いバイオベンチャーの場合、20代や30代が中心であるＩＴベンチャーの起業家と比較しても40代や50代、60代と起業時の年齢が高くなります。すでに仕事上で重要なポジションに就いていたり、家庭を持っていた

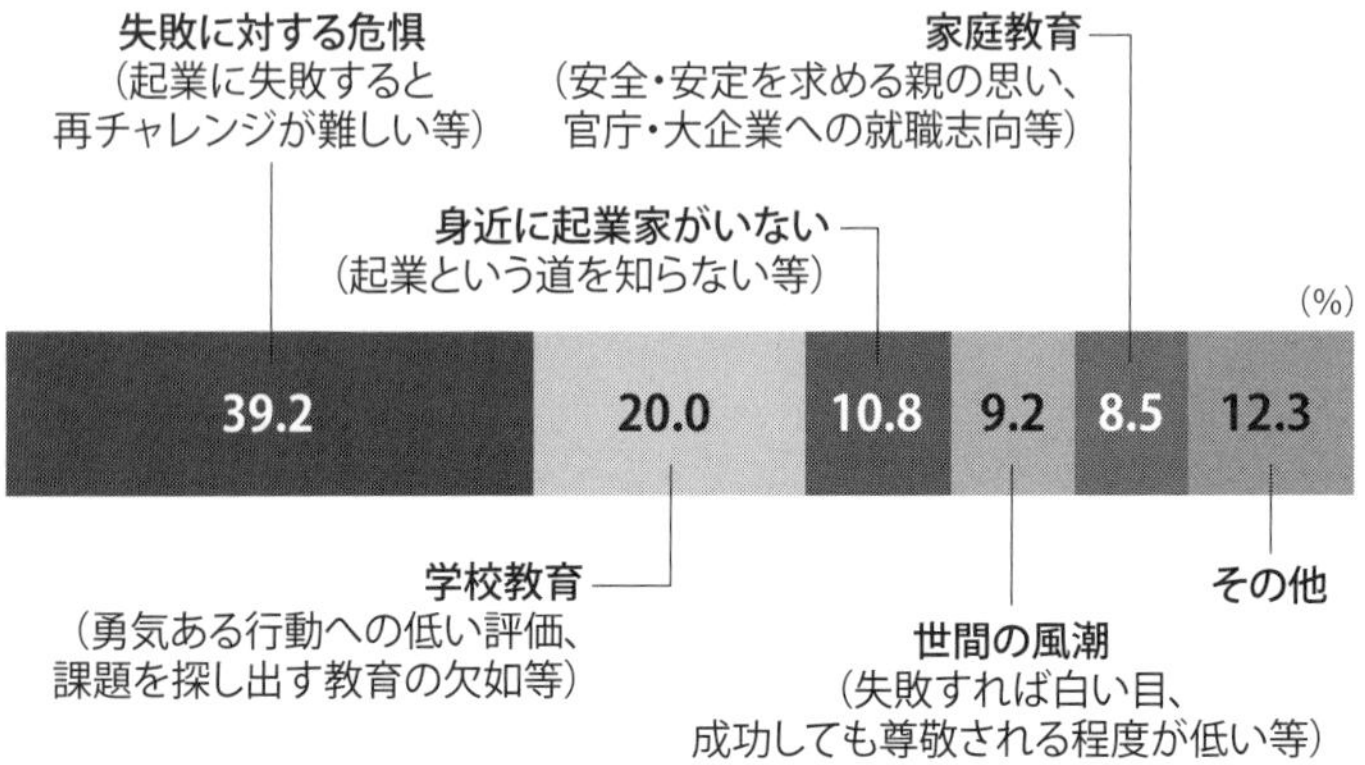

図4-1　起業を躊躇する理由

出典：ベンチャーエンタープライズセンター「ベンチャー白書2021」

りするので、安定志向の傾向が強くなります。そのため、特に設立時に必要な出資額と、失敗した場合の金銭的なリスクはとても大事な問題になります。

それでは、バイオベンチャー設立時の流れとあわせて、実際に必要な費用（出資額）を見てみましょう。

ケース1　VCと出資の合意をした上で設立する場合

出資を受けるための準備として、ビジネスプラン、研究データ、特許に関する資料が整い、VCとも出資に係る相談をした上で、起業を考えるケースを想定します。

まずは、設立時の定款作成や登記などの手続きとして30万円程度かかります。これだけでは、設立した会社はまだ空っぽです。

つぎに、これまでの研究成果としての特許（もしくは特許出願）を、空っぽのバイオベンチャーへ移転する手続きが必要になります。移転の方法は、例えばアカデミアからバイオベンチャーへの特許の譲渡や実施許諾などがありますが、いずれの場合もアカデミアに対価を支払う必要があります。しかしながら、設立したてのバイオベンチャーにはその対価を支払うだけの資金がありませんので、将来売上が立ってからの支払いとするケースや、ストックオプション（あらかじめ決められた価格でベンチャーの株を購入できる権利。ＩＰＯ後に権利を行使し、取得した株を売却することで利益を得ることができる）などで支払うケースがほとんどです。

そのため、特許移転の対価に実費の支出は伴わないものの、契約書を作成するための弁護士費用などが必要となります。

出資を受けるのは特許移転後

特許移転まで準備が整えば、ＶＣから出資を受けることが可能ですが、それは特許移転後になります。創業者と投資家の株式の持ち分シェアを調整するためです。例えば、創業者である先生が１００万円出資するのと同じタイミングでＶＣが５０００万円を出資するとします。株価を1株10万円とすると、創業者は10株、ＶＣは５００株となり、両者の株式のシェアが1：50になってしまいます。

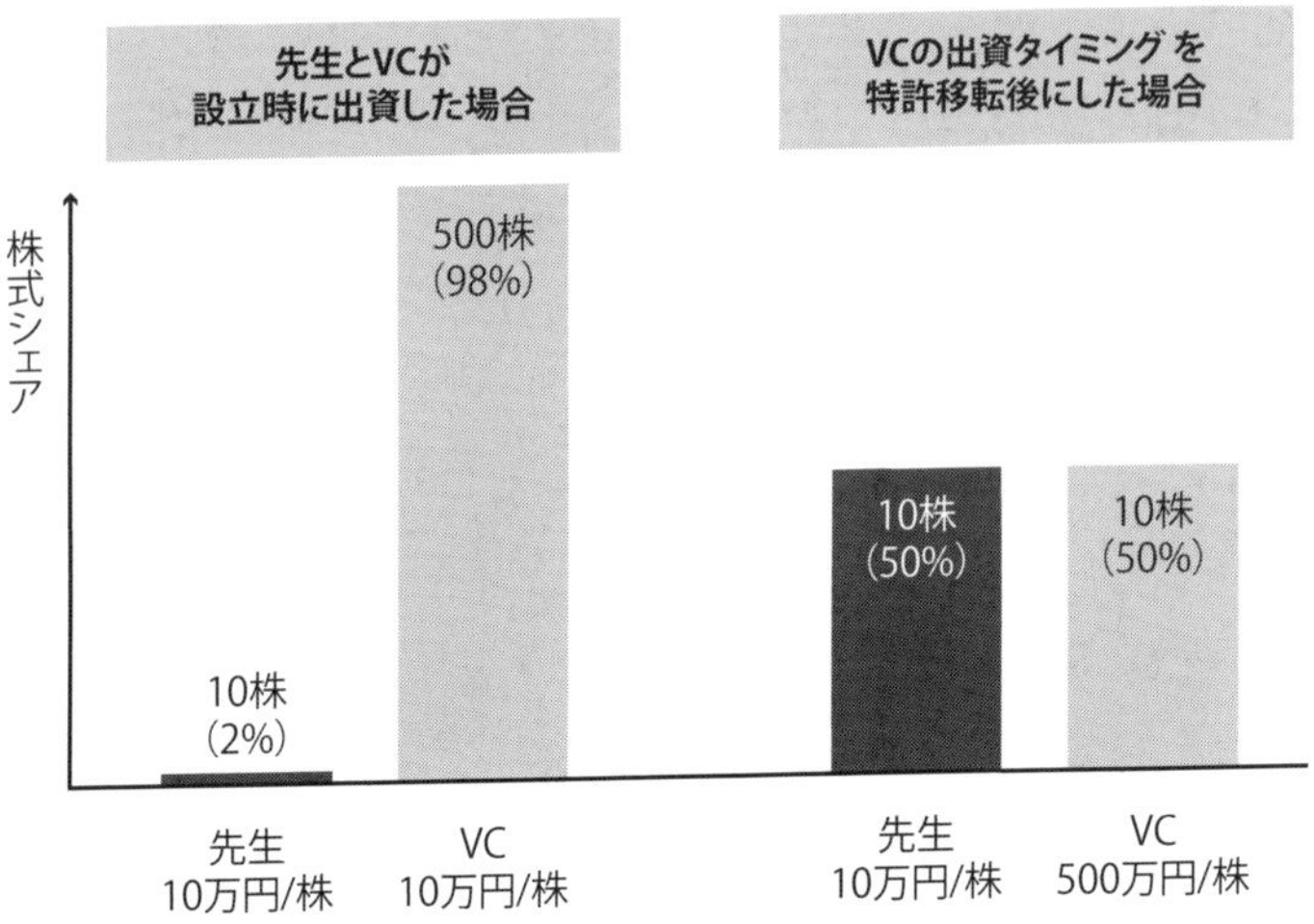

図4-2　出資のタイミングによる先生とVCの株式シェア

これでは創業者である先生が、それまで行ってきた研究成果の価値が、シェアに反映されません。そこで、設立時の出資は先生の研究成果である特許が行い、ＶＣからの出資は先生のみがバイオベンチャーに移転した後に行います。こうすることで、空っぽだったバイオベンチャーには先生の研究成果である特許が移転されることで企業価値が上がり、1株10万円だった株価が、例えば50倍の1株５００万円になります。

すると、1株10万円で１００万円出資する先生と、1株５００万円で５０００万円出資するＶＣの持ち株がいずれも10株ずつとなり、株式のシェアが1：1となるわけです。

なお、ＶＣから出資を受ける際にも、契約手続きのための弁護士費用などが必要になります。

ここまでの、ベンチャーの設立手続き、特許の移転手続き、VCからの出資を得る手続きに必要な金額を計算すると、創業者である先生の設立出資としてはおよそ100~200万円程度が必要となります。そして、重要なのは、このケースにおいては創業者が負う金銭的負担は、設立出資の100~200万円に限定されるということです。仮にバイオベンチャーがうまくいかなかったとしても、追加の金銭的負担が必要になることはありません。

ケース2　設立後にVCを探す場合

設立の手続きはケース1と同じですが、設立後にVCを探している期間にかかる経費が余分に必要になります。例えば、創業者自身や従業員の給料、研究を進める資金などです。これらの費用を賄うためには、設立する際の出資額に上乗せして出資を行うことや、助成金を獲得すること、銀行などから融資を受けることが考えられます。

設立の際に出資額を上乗せして賄うのであれば、ケース1と同様に、仮にうまくいかなかった場合でも原則出資額以上の金銭的負担はありませんが、VCからの出資を受けるまでに1年も2年もかかるようですと、給与支払いや研究費の金額が大きくなってしまいます。

また、融資を受ける場合にも注意が必要です。失敗した時に備えて、創業者の個人資産に担保を設定されるような場合もあります。そうすると個人の資産から負債を弁済しなければならない場合もあるので、リスクを理解した上で進めることが必要です。

これらを踏まえると、出資の目途が立たない段階でのバイオベンチャーの設立については、慎重に検討を行ったほうがよいでしょう。

失敗した経験が得がたい学びやキャリアとなるケースが多い

失敗をした場合の話をするにあたっては、誰が起業するのかによって多少話が変わります。バイオベンチャーの多くが大学発ベンチャーであるという話をしました。バイオベンチャーの起業は、技術を開発した大学の先生が単独で設立する場合もありますし、複数の先生が共同で設立する場合もあります。また、先生が、設立後に経営を任せる起業家とともに設立することもあります。

大学の先生の場合には大学での職を続けながら兼業としてベンチャーを起業することが可能です（大学ごとの兼業規定は確認する必要があります）。一方、起業家の場合は、専業でバイオベンチャーの経営に従事することになります。

さて、不幸にも起業したバイオベンチャーがうまくいかなかった場合、先述の通り、担保設定をして融資を受けていることがなければ、出資したお金は返ってきません。が、それ以上の追加の金銭的負担もありません。

大学の先生と起業家で異なるのは、先生の場合には本業である大学での職を続けることが可能であるのに対して、起業家は失職することになります。そのため、失敗した時のリスクが両者で異なります。

しかし、どちらの立場であったとしても、重要なのは、失敗をしてもその経験を活かして再チャレンジをすることが可能であるということです。

バイオベンチャーは適切な運営をしていたとしても、思った通りの実験結果が出ない、臨床試験で想定外の副作用が出るなど、思いのほかうまくいかないこともあります。そうした場合であっても、大学の先生であればつぎのテーマで再度起業を行うことが可能ですし、起業家であればバイオベンチャーを経営した経験は貴重な財産となり、バイオベンチャーの経営者層としてつぎの働き先を見つけることが容易になります。失敗が許されない世界ではなく、失敗した経験が得がたい学びとなるケースが多くあるのです。

米国は事業を閉じつぎのベンチャーで再挑戦が常識

経済産業省の「大学発ベンチャー実態等調査」では、２０２０年時点において過去5年間に設立された大学発ベンチャーがどのくらい存続しているのかを見ています。調査によると、米国では存続しているベンチャーが25・8%に留まるのに対して、日本では95・9%と、ベンチャーとは思えないような高い数字になっています。

これは、日本のベンチャーが成功して生き残っているのではなく、ベンチャーの経営が立ち行かなくなってしまったとしても、それを破産や清算という形で確定させてしまう、つまり失敗とすることを恐れ、しばらく経営者が無給になったとしても終止符を打てずに残っていることの表れともいえます。

しかしながら、こうしたゾンビ状態から復活を遂げるケースはほんの一握りに等しいため、つぎのチャレンジへ移ることがよいのではないでしょうか。米国では経営が立ち行かなければすぐに事業を閉じて、つぎのベンチャーで再チャレンジしています。日本でもひと昔前と異なり、失敗が許容される土壌ができているように思いますし、ベンチャーキャピタリストという立場からすると、多くのベンチャーで同様の失敗が繰り返される様子を見ているため、一通りの経営をしてきている経営者の経験は重宝すべきものとなります。

先生が経営者になるべきか否か

科学技術政策研究所によると、日本では、大学等発ベンチャーのうちの34・5%で先生自身が経営者をしています。一方、米国では先生自身が経営者をしているバイオベンチャーはほとんど見たことがありません。

アカデミアとの兼職ではどうしても時間的制約が生じて、１００％の時間をベンチャーのために使うことができるわけではないこと、経営者であるためには財務などの知識も必要となることから、先生は技術の専門家としてＣＳＯ（Chief Scientific Officer）や科学技術顧問といった立場で携わり、経営は経営の専門家に任せることがよいように思います。

ベンチャー起業経験者の６割は起業時に先輩起業家に相談

ベンチャーの起業経験者に、「起業した時に背中を押してくれた人は誰だったか」と聞いてみると、６割の方は周りの起業家や同じく起業を志していた人を挙げています（「ベンチャー白書２０２１」）。誰もが同じような不安を感じ、似通った疑問を持つため、先輩起業家や同志と話し合うことで、それらが解消されていくのです。

本章の中で、日本人の起業意識は先進国の中でも最低クラスだということを紹介しましたが、同じレポートの中では、米国のように起業意識の高い国であっても、起業家の失敗に対する危惧が必ずしも低いわけではなく、起業意識の高さと失敗に対する危惧の間には相関関係がないことが報告されています。つまり、米国人だからといって失敗に対する危惧がないわけではないのです。

不安や疑問は共通のものであり、それらを払拭《ふっしょく》するためにも起業に対する理解が重要です。どのように起業を行うのか、起業した後はどうしたらよいのか、成功の確率を高めるためにはどうしたらよいのか、リスクはどこにあるのか、支援する仕組みはどのようなものがあるのか、といったことをきちんと学ぶことで、起業は怖いものではなく、チャンスなんだということがお分かりいただけると思います。

製薬会社と共同研究か？バイオベンチャー起業か？

アカデミアの研究を創薬につなげて最終的に医薬品にするためには、基礎研究から非臨床試験への橋渡しと、その後の臨床試験を行うための専門性と資金が必要となります。

例えば、非臨床試験以降では、第2章で説明したように、規制当局によって定められた試験に関するガイドラインを熟知し、疾患領域やモダリティごとに特化した経験が必要になります。また、試験や製造を行うためには億単位の資金も必要となります。そのため、アカデミアだけで医薬品の承認までたどり着くのは困難を極めるといってよいでしょう。

そこで、アカデミアの先生がこれらの高い専門性と多額の資金を補う方法としては、本庶先生が小野薬品工業とオプジーボを創り上げたように製薬会社との共同研究を行うか、もしくはバイオベンチャーを起業してＶＣからの資金調達と専門人材の採用を行うかのどちらかの方法を取ることになります。

製薬会社との共同研究とバイオベンチャー起業による違い

それでは、製薬会社との共同研究と、バイオベンチャーの起業による創薬の違いはどこにあるのでしょうか。また、それぞれどのようなメリットとデメリットがあるのでしょうか。私自身は製薬会社に勤務していた頃には製薬会社の側からアカデミアとの共同研究を担当していましたし、今はベンチャーキャピタリストとして、アカデミアの先生による起業に携わっているため、両方を間近で見てきました。

結論からお話しすると、どちらにも一長一短があります。どちらを選ぶかは、それがどんな技術なのか、課題は何なのか、何の薬を創りたいのか、先生はどのような関わり方をしたいのか、などによっても変わります。

様々な観点から製薬会社との共同研究と、バイオベンチャーの起業による創薬を比較していきます。

全体の流れと先生の関与の比較

製薬会社との共同研究開発の場合、どの疾患領域を狙うか、どの市場を対象にするか、どのような研究開発計画を立てるかなどを、製薬会社の研究開発戦略に基づいて進めることになります。基礎研究は、アカデミアが得意とする実験（アッセイ系など）をアカデミアで行い、それ以外の実験を製薬会社が担います。

そして、非臨床試験以降の試験は、基本的に全て製薬会社によって行われます。医薬品が承認された後の販売も、共同研究開発先の製薬会社に任せることができます。そのため、アカデミアが行うのは一部の得意とする研究のみであり、後述するバイオベンチャーを起業する場合と比べて、先生の負担は少なくなります。また、製薬会社から共同研究費を獲得することもできます。

バイオベンチャーを起業した場合、VCから出資を受ける段階で、出資後の研究開発計画や事業計画を合意し、その計画に基づいて進めていきます。バイオベンチャーの設立直後にはベンチャーが自前で研究室を用意する余裕がないため、多くのケースにおいては、ベンチャーと先生との共同研究の名目のもと、しばらくの間先生の研究室を間借りして実験を行っていきます。

バイオベンチャーで行う研究に対する先生の関与度も大きくなります。例えば、製薬会社と

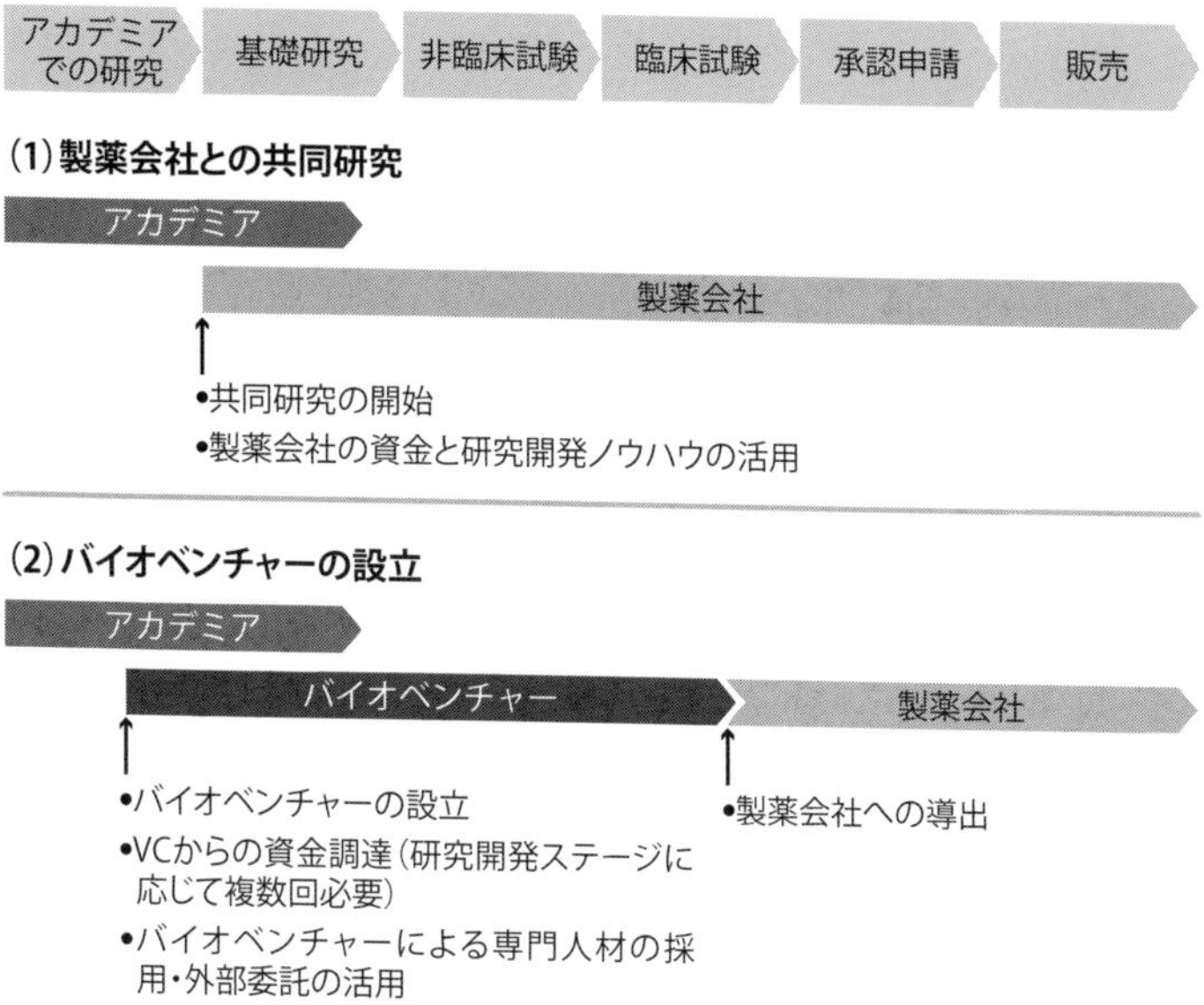

図4-3　共同研究と起業における創薬の流れ

の共同研究であれば製薬会社側が行っていたような実験の一部についても先生とバイオベンチャーで行ったり、バイオベンチャーで技術的課題にぶつかった時には一緒に解決するための実験に当たったりします。

そして、バイオベンチャーで開発が進められた医薬品候補は、非臨床試験から臨床試験の間のいずれかのタイミングで製薬会社に導出され、それ以降の開発を製薬会社が行うことになります。バイオベンチャーは、第3相臨床試験で必要になる大きな開発費用を自社では捻出できないケースが多いことや、承認された後に医薬品を販売するためのチャネルと人員を持っていないためです。

製薬会社との共同研究開発は製薬会社側からのアプローチで始まる

どちらの方法も、誰もができるわけではありません。始めるためにはいくつかのハードルをクリアする必要があります。

製薬会社との共同研究開発は、実際のところは社内ニーズに基づいた製薬会社側からのアプローチで始まるケースがほとんどで、アカデミアの先生側からのアプローチで始まるケースはあまり多くありません。

先生からのアプローチの場合、製薬会社にとって創薬を行うだけの価値があることを示すデータを求められます。多数来る提案の中から選ばれるためには、目を引くような優れた着眼点と競合優位性、動物モデルでの有効性が必要になります。それでも選ばれるかどうかは、その時々の研究テーマやモダリティの流行りなどを踏まえた、製薬会社の戦略（注力領域、資金およびリソースの余裕、その他の開発品の状況など）にも左右されます。

バイオベンチャーを起業する場合、設立後にVCから出資を得るためには、やはり優れたデータや特許等が必要になります。

ただし、製薬会社との共同研究開発で必要とされるデータよりも一歩早い、いわば仮説の段階であったとしても、それが画期的な医薬品や技術になる可能性を秘めた研究であれば、出資を得ることが可能です。製薬会社による事業としてのリスクの取り方と、VCによる投資としてのリスクの取り方では、後者のほうがよりハイリスクハイリターンなものに投資をすることが可能です。

バイオベンチャーで創薬を行う強みは「最短ルート」

製薬会社との共同研究開発の場合、アカデミアと製薬会社とが分担しながら共同で基礎研究を行った後、非臨床試験以降を製薬会社に任せます。必要となる実験のうち、アカデミアでできないことは製薬会社の専門性とインフラを使って行うことが可能です。

基礎研究、非臨床試験、臨床試験のそれぞれのステップで創薬のプロである製薬会社によってきちんとした試験デザインを組んでもらえます。また、研究開発資金の心配をする必要もありません。

バイオベンチャーでは、VC等から資金を調達して、ベンチャー自らが専門性を持つ人材を採用し、研究開発の試験デザインを組み立てて進めていくことになります。製薬会社との共同研究とは違って、最新鋭の実験機器がフルラインで使えるわけではないため、自分たちでできない実験は外注する必要があります。資金が潤沢にあるわけでもありません。このようないくつかの制約のもとで進めなければなりません。

しかしながら、同時に大きな強みもあります。それは、製薬会社ではできないようなコンパクトな試験デザインで研究開発を行うことにより、最短のルートで患者さんのもとに薬を届けられることです。この強みこそがバイオベンチャーで創薬を行う意義だと思います。

製薬会社では、研究開発の一つひとつのステップについて、先に進むための判断ポイントが設けられ、重厚なデータによる裏付けを求められますが、バイオベンチャーでは先に進むために必要なデータのみを迅速に取ることが可能です。

一例として、非臨床試験（動物での試験）から臨床試験（ヒトでの試験）へ進むステップについて説明します。臨床試験に進む前に規制当局から求められる非臨床試験のデータは、ヒトに投与をした時にも重大な副作用が起こらないこと、すなわち安全性の裏付けに大きな比重が置かれていることは、第2章でも詳述した通りです。

一方、安全性が担保されている前提において、有効性を裏付けるデータを動物でどこまで取るかは、臨床試験を行う会社の裁量によるところが大きくなります。安全性よりも有効性のデータについてはヒトと動物で種差が大きいためです。そうであっても、製薬会社では、臨床試験に進む前にヒトでの有効性を可能な限り推測できる動物実験データを取得し、薬がよく効く人とそうでない人を見分けるためのバイオマーカーを探します。

莫大な資金が必要になる臨床試験に進む前に、臨床試験で失敗するリスクを極力減らし、同時並行で進む多数の研究開発プロジェクトに優先順位付けをするために、可能な限りのデータを集めるのです。そして、それらのデータを十分に吟味し、然るべき機関決定を行うのにも時間を要します。

リスクを取って臨床試験へ進むという意思決定も

このように石橋を叩いて渡る製薬会社に対し、バイオベンチャーの場合、いかに早く医薬品を世に出すかという視点でコンパクトに研究開発を行うことができます。バイオベンチャーは、ＶＣが出資を行っているため、製薬会社と比較して、より大きなリスクを取ることが可能です。そのため、動物実験において、製薬会社ほど有効性を裏付けるデータを取得せずとも、リスクを取って臨床試験へ進むという意思決定をすることができるのです。

この利点には想像以上に大きな意義があります。まず、製薬会社が裏付けデータを取得するためには、長い時間を要します。例えば、ヒトでの病態をマウスで正確に再現した疾患モデルマウスを使って薬の効果を示せれば、ヒトに投与した時にも効くであろうことの裏付けになります。しかし、疾患モデルマウスを交配により必要数準備するために1年かかるような場合も少なくありません。やっとのことで、製薬会社で疾患モデルマウスに薬を投与してデータを取ってみたところ、効果が思わしくなく開発自体が中止になることもあります。

ところが、ヒトとマウスの体には様々な違いがあるため、製薬会社では疾患モデルマウスで良い結果が出ず、臨床試験に行く前に中止になってしまったけれども、バイオベンチャーが疾患モデルマウスでの検証をスキップして臨床試験に進んだところ、優れた薬効を示したというような話も珍しくないのです。

それどころか、製薬会社では有効性を裏付けるためのアッセイ系がない（例えば、疾患モデルマウスが作れない）という理由で、開発を断念することすらあります。確かに、裏付けが多いほうが臨床試験の途中で失敗するリスクも少なくなりますし、莫大な開発資金を他の医薬品候補に回せたのかもしれないと考えられます。

大規模な臨床試験が必要となる疾患はバイオベンチャーに不向き

しかし、そもそも1つか2つの医薬品候補しか持たず、その1つか2つの医薬品候補の開発に全力でリスクを取れるベンチャーだからこそ薬が創れたというケースがあるのも事実です。

その代わり、バイオベンチャーが研究開発を行うのには向いていないような領域もあります。例えば、大規模な臨床試験が必要となる疾患です。

臨床試験では、新しい薬が従来の治療法より優れていることを統計学的な有意差をもって証明します。何人くらいの患者に参加してもらえば統計学的有意差を出せるかに基づいて臨床試験の内容を決めますが、時には数千人や数万人分のデータが必要になることもあります。このような場合、バイオベンチャーの資金力ではそもそも臨床試験を行うことすらできません。

経済的利益の比較

製薬会社との共同研究開発では、医薬品が承認された場合に特許の対価として、その売上高に対して一定の料率をかけた金額が支払われます。売上高に対する料率は製薬会社との取り決め次第となりますが、特許の対価はその医薬品の売上の1％程度とされています（特許の対価については180ページのコラム参照）。

すなわち、年間1000億円を売り上げるブロックバスターの場合には、その1％に当たる10億円が毎年支払われることになります。注意しなければならないのは、この対価は特許に対して支払われるものであることです。大学の先生が発明者の場合、特許を所有しているのは通常、大学です。そのため、10億円を受け取るのは大学であり、発明者である先生には大学との間で取り決められた金額がその後に支払われることになります。

バイオベンチャーを起業した場合、創業者である先生はベンチャーの株主となります。そして、バイオベンチャーが上場したり、M＆Aによって買収されたりすることにより、株主としての利益を得ることができます。例えば、500億円で上場したバイオベンチャーの株式の20％を保有していれば、先生は100億円分の株式を保有することになります。

一般的には、同じ医薬品を創ったのであれば、バイオベンチャーを起業したほうが経済的利益は桁違いに大きくなります。共同研究開発の場合には、研究開発に関わる金銭的、人的負担の多くを製薬会社が背負うため、創造される価値の多くが製薬会社に行くのに対して、自社で研究開発を行うバイオベンチャーの場合にはその創造される価値がバイオベンチャーに残るためです。

また、共同研究開発の場合には、売上に対応する対価も定期的（年ごとや四半期ごと）に支払われるものであるのに対して、バイオベンチャーの場合には、上場や買収の際に価値の全てが顕在化することになります。

特許が取れるまでは研究成果は非公表

どちらの場合にも共通することとしては、論文の投稿が制限されます。少なくとも特許が取れるまでは研究成果の公表を控えなければなりません。また、競合となるような医薬品を生み出す可能性のある研究成果について、別の製薬会社と新たな共同研究を始めることや新しいバイオベンチャーを設立することはできなくなります。

例えば、バイオベンチャーを設立した後に、新たに自身の研究からそのバイオベンチャーの事業に役立つような発見や発明があった場合には、優先的に技術移転を行うことが必要です。

	メリット	留意点
製薬会社との共同研究	・製薬会社の整ったインフラとノウハウの活用 ・研究室として研究費の獲得が可能 ・自身の研究に集中できる	・共同研究を開始するためには、製薬会社より一定のデータ（例えば動物モデルでの有効性等）や競合優位性を要求される ・論文の投稿が制限される ・製薬会社の研究開発方針により優先順位が左右される ・成功時の経済的利益はベンチャー企業設立時に比べて小さくなる
ベンチャー企業の設立	・投資家から資金を得られ、リソース（研究機器・研究員等）の整備を行うことが可能 ・会社運営を経営者に委ねることができる ・IPO後（もしくはM&A時）、保有する株式を売却することで大きな経済的利益を得られる可能性がある	・会社設立時の出資金負担（100万〜200万円程度）が生じる ・論文の投稿が制限される ・経営方針により、研究の方向性や企業との共同研究に制約が生じる ・事業の将来性がないと判断した場合、VCが投資資金を回収する可能性がある（ただし、自身の金銭的負担は原則出資金のみ）

図4-4　共同研究と起業の比較まとめ

さらに、どちらの場合であっても、研究開発の戦略は製薬会社やバイオベンチャーの方針によって進むため、経営上の観点から、途中で研究開発がストップする可能性を考えておかねばなりません。製薬会社との共同研究開発では、製薬会社の研究開発戦略の変更などによって、事業上の優先順位が高い他の医薬品候補の研究開発が優先されることもあります。

バイオベンチャーでも、出資を受けるVCに経営の方向性をある程度委ねることになるため、あらかじめ合意をした期間内に目標を達成できない場合には事業の将来性がないと判断され、設立したバイオベンチャーの売却や清算に進むこともあります。

製薬会社との共同研究とバイオベンチャーの起業のそれぞれのメリットと留意点をまとめると、前ページの図4－4のようになります。ベンチャーキャピタリストという立場から、バイオベンチャーの起業をメインに書きましたが、先生の重視したいポイントや、開発したい医薬品の内容によってもどちらが良いかは変わってきますので、参考にしてみてください。

バイオベンチャー2つのビジネスモデル

バイオベンチャーの最終目的は、創薬を行い、医薬品を一刻も早く患者さんのもとに届けることです。一方、そこに至るまでの各社のビジネスモデルは様々です。

たとえ同じ技術がベースであったとしても、ビジネスモデルの選択により、創薬を行うために必要となる知識や経験、収益化するタイミング、必要となる資金調達の額、上場のための条件などが変わってきます。

プラットフォーム型とパイプライン型に大別

「伊藤レポート2・0『バイオメディカル産業版』（以下、伊藤レポート）」では、そのビジネスモデルを大きく「創薬基盤技術型（プラットフォーム型）」と「パイプライン型」の2つに分類しています。

・**創薬基盤技術型（プラットフォーム型）**
自社が有する創薬技術自体やそこから生まれた創薬シーズ（医薬品のタネ）を、比較的早いタイミングで他社にライセンスします。

・**パイプライン型**
自社が生み出した創薬シーズの開発を行います。

これら2つのビジネスモデルそれぞれの違いについて見ていきましょう。

優れた技術で創薬シーズを製薬会社に橋渡しする「プラットフォーム型」

プラットフォーム型とは、創薬シーズを生み出す特定の創薬基盤技術（プラットフォーム技術）を保有しているバイオベンチャーです。

そのプラットフォーム技術を用いて、製薬会社が求める創薬シーズとなる医薬品候補物質を

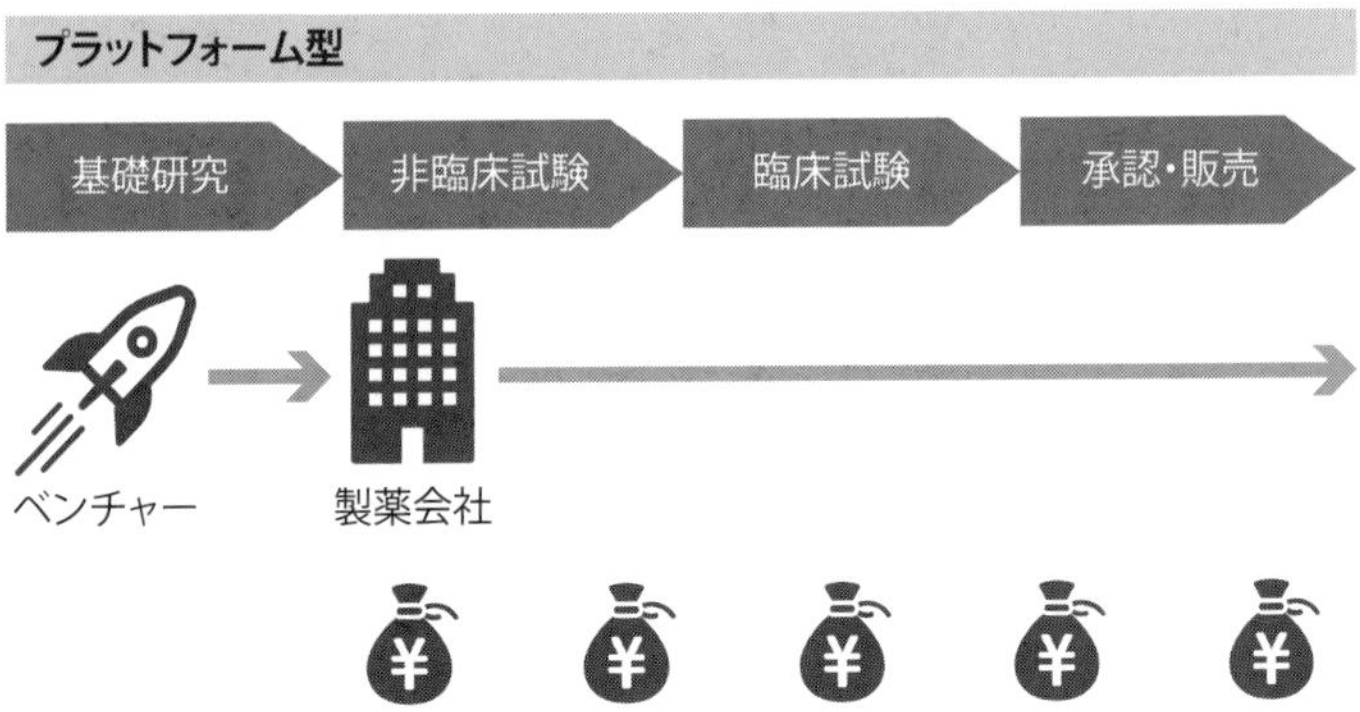

図4-5　プラットフォーム型バイオベンチャーの創薬

いくつも創り出し、非臨床試験前など比較的早期のタイミングで製薬会社へと導出します。そして、その後の非臨床試験、臨床試験、承認申請、販売は製薬会社に任せます。

バイオベンチャーは、導出時に「アップフロント（契約一時金）」、開発が進むに応じて「マイルストーン収入」、承認後には売上の一定割合を「ロイヤリティ収入」と、3種類の対価を製薬会社から受け取ることができます。

プラットフォーム型のバイオベンチャーはこのような契約を複数の製薬会社と結ぶことで、早期から収益を安定させることができます。一方で、多額の費用がかかる非臨床試験、臨床試験の多くは製薬会社がリスクを取って行うことになるため、一つひとつの契約からバイオベンチャーが得ることができるアップフロント、マイルストーン、ロイヤリティの額は比較的小さくなります。

プラットフォーム型の好例、ペプチドリーム

プラットフォーム型のバイオベンチャーの場合、他のバイオベンチャーの技術では作れないような創薬シーズを作ることのできる独自のプラットフォーム技術を持っていることが必要です。加えて、その技術で作ることのできる創薬シーズが製薬会社のニーズに合っていることも重要です。さもなければ、複数の製薬会社と付加価値の高い契約を行うことができず、安定した収益を得ることもできません。

プラットフォーム型のバイオベンチャーの一例として、２０１３年に上場したペプチドリーム株式会社を見てみましょう。ペプチドリームは、２００６年７月に東京大学の菅裕明《すがひろあき》教授が開発したプラットフォーム技術をもとに立ち上げられた東大発ベンチャーです。

ペプチドリームの名前の由来にもなっているペプチドとは、アミノ酸が２つ以上結合してできた化合物を指します。ヒトの生体内では、「天然型」といわれるわずか20種類のアミノ酸の組み合わせで作られたペプチドが、ホルモンや信号伝達物質として生命活動における重要な役割を担っています。

そのため、例えばホルモンのバランスが崩れた場合などには外から補充することが考えられます。しかしながら、ペプチドであるホルモンを薬として体外から投与しようとしても、ペプチドは投与する端からすぐに酵素により分解されてしまうため、ペプチドを薬にすることは、長らく困難とされていました。

ペプチドの発明で世界の名だたる製薬会社と提携

そこで、菅教授はペプチドを環状にすることで、分解されにくくなる技術を開発しました。さらに、体内に存在するわずか20種類のアミノ酸に留まらず、自然界に存在するとされる約500種類のアミノ酸を自由自在に組み合わせることができるようにすることで、数兆種類という環状ペプチドのバリエーションを生み出せる技術を開発したのです。

これこそが、ペプチドリームのプラットフォーム技術です。低分子医薬品や抗体医薬品が主流だったこの時代に、抗体のように高い結合能や特異性を持ち、一方で低分子のように簡便に生産することができるという両方の利点を併せ持つ環状ペプチドは、多くの製薬会社の注目の的となり、2006年の設立から2013年の上場までに、ノバルティス、ブリストル・マイヤーズ スクイブ、アムジェン、ファイザー、アストラゼネカ、グラクソ・スミスクライン、アステラス、田辺三菱、第一三共など、日米欧の名だたる製薬会社と提携を行うことができました。

製薬会社のニーズにピタリと応えられたことに加え、国内外に彼らのプラットフォーム技術と類似するような技術もなく、独自性と差別化要素を強調できたことも成功要因の一つでした。そうして、ペプチドリームは2019年の最盛期には7000億円を超える時価総額を誇り、大手製薬会社に比肩するほどの規模になりました。

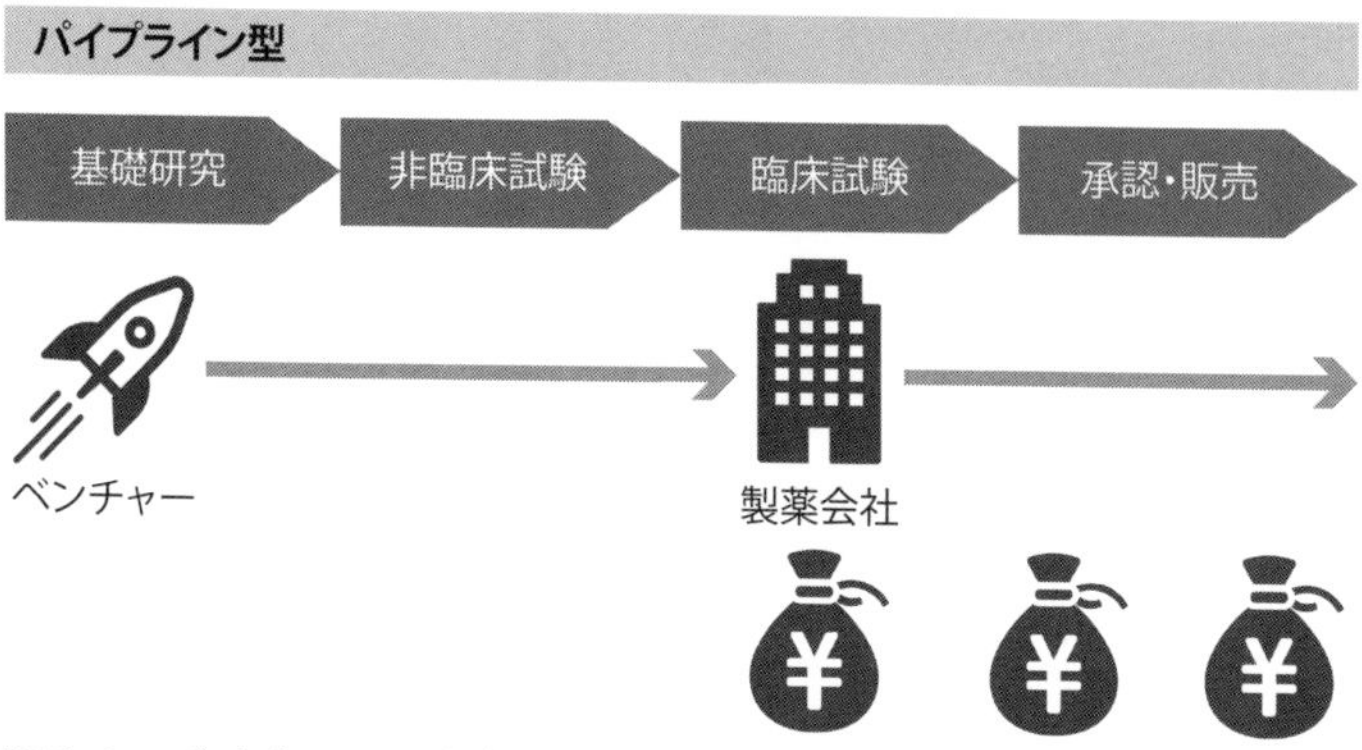

図4-6　パイプライン型バイオベンチャーの創薬

創薬シーズを保有し臨床試験までする「パイプライン型」

一方、パイプライン型のバイオベンチャーは、自分たちで創薬シーズを保有し、非臨床試験、臨床試験を進めるバイオベンチャーです。製薬業界では開発中の医薬品候補物質のことを「パイプライン」と呼ぶため、それにちなんだ名前です。

パイプライン型の場合、例えば第2相臨床試験まで自社で開発を進めた上で開発品を製薬会社に導出しますが、創薬シーズの研究開発スタート時からはかなりの年数を要します。その間は売上が立たず、多額の研究開発資金を先行投資するため赤字が続きます。

その代わりに、自社でリスクを取って多額の費用が必要となる非臨床試験、臨床試験を行うことになるため、プラットフォーム型のバイオベンチャーと比較すると、開発した創薬シーズの導出により得ることができるアップフロント、マイルストーン収入、ロイヤリティ収入の額が大きくなります。

パイプライン型のバイオベンチャーの場合、中長期にわたる投資が必要となり、開発のいずれかのタイミングで失敗するリスクもベンチャーが負わなければなりません。そのため、疾患領域の選択、非臨床試験・臨床試験のデザインなどの開発戦略、製薬会社との導出交渉のタイミング、開発費用の見積もりと、資金調達のプランも重要になってきます。

何を目指すかによって選ぶビジネスモデルは変わる

同じバイオベンチャーでも、そのビジネスモデルによってリスクや収益モデルが全く異なることがお分かりいただけたでしょうか。

なお、プラットフォーム型とパイプライン型に分類しましたが、この2つのビジネスモデルを組み合わせることも可能です。例えば、特定のプラットフォーム技術を保有し、その技術を用いて製薬会社が求める創薬シーズを作りつつ、自社で開発するための創薬シーズも作るようなバイオベンチャーもあります。このようなバイオベンチャーを「ハイブリッド型」と呼ぶこともあります。

それぞれの技術の特徴によっても、選ぶビジネスモデルは変わります。最初から1つの創薬シーズをもとにバイオベンチャーを設立するのであれば、パイプライン型一択になりますし、技術を様々な疾患領域に横断的に活用して創薬シーズを創りたいのならプラットフォーム型のほうがよいかもしれません。

また、成功確率を上げたいのか、ハイリスクハイリターンを目指すのかによっても、どちらを選ぶかは変わります。VCによってもパイプライン型が得意なところもあれば、プラットフォーム型が好きなVCもあります。そのため、VCに投資を検討してもらう時には、そのVCが過去にどのようなバイオベンチャーに投資をしてきたかを見ておくことも大切です。当然、得意なところ同士が組むほうが成功確率は上がります。

環境や自社の能力を見極めたモデル選択を

米国は資金調達環境が整っているため、より多くの開発資金を必要とするパイプライン型のバイオベンチャーが主流です。大きな治験を最後までやり遂げるための開発資金の調達ができるからです。一方、日本では必ずしも資金調達環境が整備されているとはいえないため、米国と比較すると、早期から黒字化をすることができるプラットフォーム型のビジネスモデルを選択するバイオベンチャーが多い印象を受けます。

ハイブリッド型は、プラットフォーム技術を活かして製薬会社と提携することで早期に黒字化を図りながら、開発に成功した場合には大きな収益を上げることができる自社パイプライン開発も行い、一見すると両方のいいとこ取りのように見えます。

しかしながら、それぞれのビジネスモデルで必要となる人材や専門性が少しずつ異なる中で、うまく立ち回らないと研究開発に割く人員や資金が分散されてしまう恐れがあります。ベンチャーの強みが、大企業にないスピードで一点突破を行うことであるとするならば、プラットフォームとパイプラインのどちらも開発スピードが遅れることにより、二兎を追う者は一兎をも得ずになりかねません。

また、どちらのビジネスモデルを選択するかによって、上場するために整えなければいけない条件も変わってきます。上場要件については、第7章で説明します。

バイオベンチャーが成功した時の経済的利益はどれぐらい？

ベンチャーキャピタリストとして、これまで日本のアカデミアの先生の起業相談に数多く乗ってきましたが、技術に関するサイエンティフィックな議論に花を咲かせることや、起業後の実験計画について侃々諤々《かんかんがくがく》とすることはあっても、記憶にある限りバイオベンチャーが成功した時の先生の経済的利益について質問を受けたことは一度もありません。しかし、この状況は海外、特に米国の先生と話していると１８０度変わります。

米国と１８０度違う対価への意識

米国では自分の研究成果の評価軸の一つとして常に経済的利益を意識していますし、それをストレートに表現してきます。

日本では、どうもお金の話を切り出すと、しかもそれが医療や医薬品の分野となると、金の亡者のように見られるのではないか？という道徳観が少なからずあります。対して海外では、社会的課題を解決し、世の中に貢献することで対価を受け取るのは当然のことなのです。

そうして得た対価を、社会的課題を解決するために再び自己の事業や他人に投下するのも自分の役割であるとまで考えています。日本の先生がいかにサイエンスの探求に心血を注いでいるかという美徳を垣間見る反面、バイオベンチャーを成功させるためにはビジネスとしての視点を持ち合わせて、自分の技術を見ていくことも必要ではないかと思います。

それはすなわち、自分の技術をどんなふうに実用化すれば利益を最大化できるかということを意識することでもあり、バイオベンチャーの場合、裏を返せば、自分の技術でアプローチできる最も大きなアンメットメディカルニーズ（満足のいく治療法がない病気に対する新しい薬・治療法のニーズ）は何かということにほかなりません。

経済的利益は、時価総額×保有する株式シェア（もしくは株価×保有する株式数）で計算することができます。この時価総額と株式シェアは、バイオベンチャーが資金調達を行うたびに変動していきます。

成長に沿って必要な資金を調達していく

バイオベンチャーは基礎研究、非臨床試験、臨床試験とそれぞれのステップで失敗してつぎに進めない確率が高いこともあり、設立時に基礎研究から臨床試験まで全ての資金を出資してくれるＶＣはいません。そこで、基礎研究から非臨床試験に進める段階で非臨床試験を行うための資金調達を行います。

そして、非臨床試験がうまくいき臨床試験に進む時に、臨床試験を行うための資金を調達します。つまり、成長に沿って、現ステージで達成すべき項目の成功が見えてきた段階で、つぎのステージで必要な資金を調達していく必要があるのです。

バイオベンチャーの創薬シーズが基礎研究のステージから非臨床試験のステージに進むということは、一つの壁を越え製品化までの距離が近づいたことになりますので、前回の資金調達より時価総額（および株価）を上げてつぎの資金調達を行うことになります。一方、外部からの資金調達を行うごとに、先生や投資家の保有する株式シェアは下がることになります。

こうして変動していく時価総額と株式シェアを掛け合わせることで、経済的利益を算出することが可能です。

本項では、まずバイオベンチャーの成長に沿って、それぞれの資金調達ごとの時価総額と株式シェアを見ていきます。アカデミアの先生とVCで、カンパニークリエーション（VCが主導でベンチャーを設立して投資を行う手法）によりバイオベンチャーを起業し、上場を目指すケースを考えてみましょう。

上場までのどのタイミングで資金調達を行うのか。資金調達によりバイオベンチャーの企業価値や先生の株式の持ち分はどう変わっていくのか。そして、上場までたどり着いた時の経済的利益はどのくらいか。試算してみます。

A先生の100万円出資によりバイオベンチャーを設立する場合

上場時に500億円のバイオベンチャーになることを目指して、以下の通り前提を置きます。

①設立出資

2025年1月、A先生の100万円の設立出資によりバイオベンチャーを設立する。1株当たりの株価は100円。大学からバイオベンチャーへの知財のライセンスを行う。

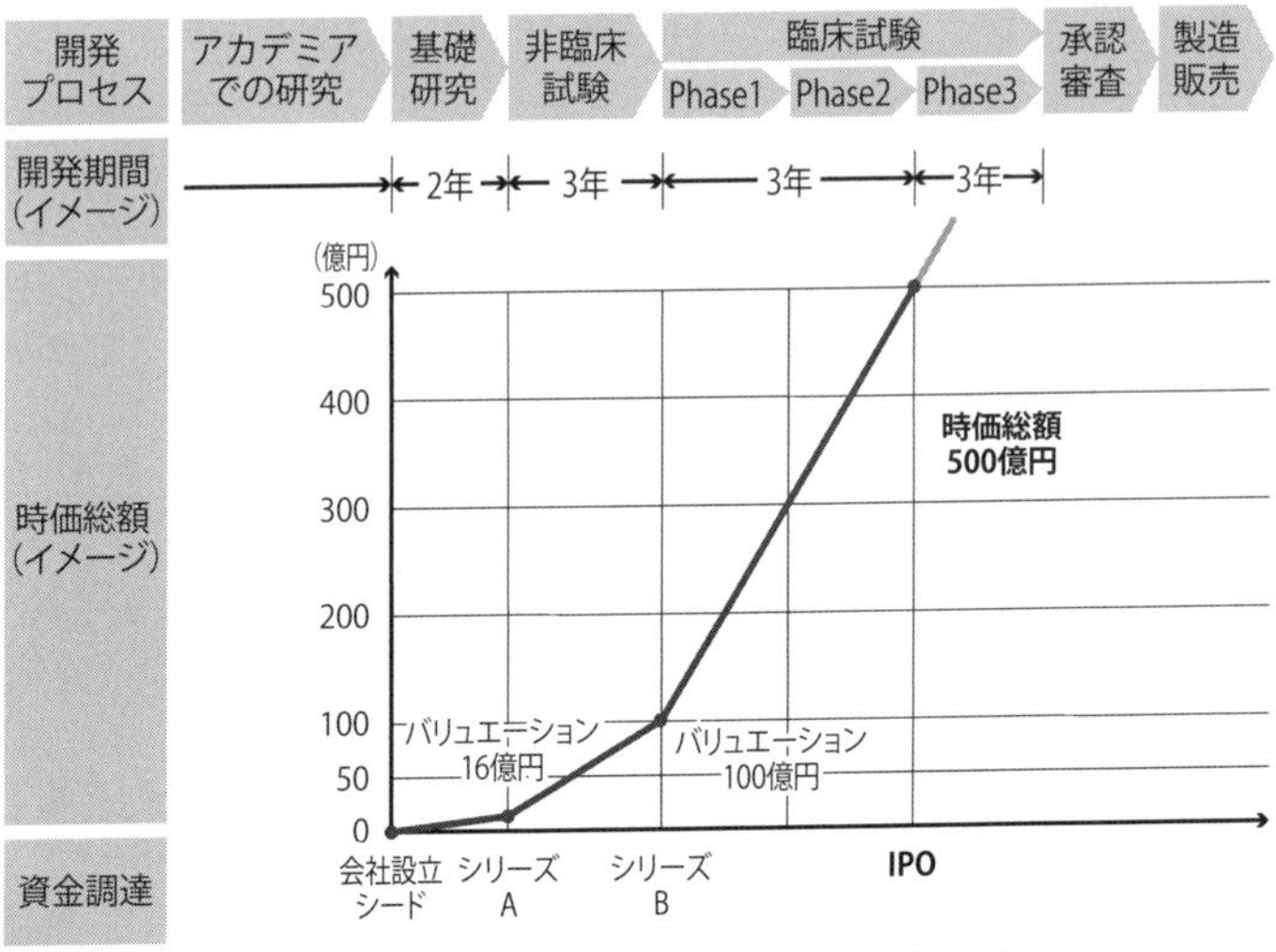

図4-7　バイオベンチャーのタイムラインと時価総額推移

②シード投資

２０２５年２月、ベンチャーキャピタルＢから、基礎研究を目的としたシード投資として１億円の出資を受ける。１株当たりの株価は１万円。２年間かけて基礎研究を行う。

③シリーズＡ投資

２０２７年２月、基礎研究が終わり非臨床試験へ進む。ベンチャーキャピタルＢおよびＣから、開発品の非臨床試験を目的としたシリーズＡ投資として、各５億円ずつ計10億円の出資を受ける。１株当たりの株価は２万５０００円。３年間かけて非臨床試験を行う。なお、社長にはストックオプションを付与する。

④シリーズＢ投資

２０３０年２月、非臨床試験が終わり臨床試験へ進む。ベンチャーキャピタルＢ～Ｇから、臨床試験を目的としたシリーズB投資として、各5億円ずつ計30億円の出資を受ける。1株当たりの株価は10万円。3年間かけて開発品の第1／2相臨床試験を行い、その後に製薬会社に導出。なお、社長と従業員にはストックオプションを付与する。

⑤上場

2033年2月、全体の20％に当たる株式を新規発行した上で東京証券取引所に500億円の時価総額で上場。

以上の前提条件をもとにタイムラインと時価総額の推移を図示すると、図4－7のようになります。それでは一つずつ見ていきましょう。

A先生の経済的負担は初期費用の100万円だけ

①設立出資

2025年1月、A先生の100万円の設立出資によりバイオベンチャーを設立する。1株当たりの株価は100円。大学からバイオベンチャーへの知財のライセンスを行う。

まずは、初期費用としてA先生から100万円の出資を受け、株式会社としてバイオベンチャーを設立します。先生の経済的負担は仮にベンチャーがうまくいかなかったとしてもこの1

00万円のみです。

今回はVCと一緒にゼロから会社を作るため、設立に関する事務手続きや、体制整備はVCに任せることができます。

会社ができたら、技術に関する知財をベンチャーに移します。アカデミアの先生の場合、研究成果である知財は大学が出願人になっていることが多いため、大学との間でライセンス契約を締結します。実際のところは、契約交渉にも数カ月の時間を要するため、交渉が合意したタイミングで会社を設立し、知財を大学から会社に移すことになります。

A先生から1株当たり100円で100万円の出資を受けたため、A先生が保有する株式は10000株、会社のバリュエーション（企業の価値）は100万円となります（図4－8①）。

②シード投資

2025年2月、ベンチャーキャピタルBから、基礎研究を目的としたシード投資として1億円の出資を受ける。1株当たりの株価は1万円。2年間かけて基礎研究を行う。


知財の移転が済んだことで、会社で先生の技術を使うことができるようになります。バイオベンチャーとして正式に事業のスタートです。

設立した段階では空っぽの会社でしたが、事業の根幹となる知財を持ったため、会社の価値

①設立出資

株価(円)	株主	調達額(億円)	株式数	株式シェア	バリュエーション(億円)
100	A先生	0.01	10,000	100%	0.01
		0.01	10,000	100%	

②シード投資

株価(円)	株主	調達額(億円)	株式数	株式シェア	バリュエーション(億円)
10,000	A先生		10,000	50%	2
	ベンチャーキャピタルB	1	10,000	50%	
		1	20,000	100%	

③シリーズA投資

株価(円)	株主	調達額(億円)	株式数	株式シェア	バリュエーション(億円)
25,000	A先生		10,000	16%	16
	社長		3,000	5%	
	ベンチャーキャピタルB	5	30,000	48%	
	ベンチャーキャピタルC	5	20,000	32%	
		10	63,000	100%	

※株式数はストックオプションを加味した希釈化後株式数を表す

④シリーズB投資

株価(円)	株主	調達額(億円)	株式数	株式シェア	バリュエーション(億円)
100,000	A先生		10,000	10%	100
	社長		4,000	4%	
	従業員		6,000	6%	
	ベンチャーキャピタルB	5	35,000	35%	
	ベンチャーキャピタルC	5	25,000	25%	
	ベンチャーキャピタルD	5	5,000	5%	
	ベンチャーキャピタルE	5	5,000	5%	
	ベンチャーキャピタルF	5	5,000	5%	
	ベンチャーキャピタルG	5	5,000	5%	
		30	100,000	100%	

図4-8　資金調達の流れ（設立～シリーズＢ投資）

はぐんと上がります。100円だった株価を1万円に上げ、ベンチャーキャピタルBから1億円の出資を受けます。すると、図4-8②の通りA先生とVCのシェアはそれぞれ50%ずつとなり、会社のバリュエーションは2億円となります。

もし、会社設立時点でベンチャーキャピタルBも出資していたらどうなるでしょう。1株当たり株価100円で、A先生が100万円、ベンチャーキャピタルBが1億円を出資すると、A先生とベンチャーキャピタルBの株式シェアが1：100になってしまいます。これでは、A先生のこれまでの長年の研究成果に対する価値が正しく反映されませんので、時期をあえてずらしてシード投資を受けているのです。

非臨床試験を目的としたシリーズA投資を受ける

③シリーズA投資

2027年2月、基礎研究が終わり非臨床試験へ進む。ベンチャーキャピタルBおよびCから、開発品の非臨床試験を目的としたシリーズA投資として、各5億円ずつ計10億円の出資を受ける。1株当たりの株価は2万5000円。3年間かけて非臨床試験を行う。なお、社長にはストックオプションを付与する。

シード投資の1億円を使って2年間基礎研究を行い、開発パイプラインとなる化合物を取得することができたバイオベンチャーは、非臨床試験を検討します。化合物を取得したことを成果として株価を前回の2・5倍に当たる2万5000円に上げ、ベンチャーキャピタルBおよびCから新たに非臨床試験費用として計10億円を調達します。

また、シード期に採用した社長にはインセンティブとしてストックオプションを付与します。

すると、それぞれのシェアは図4-8③のようになり、会社のバリュエーションは16億円となります。

臨床試験を目的としたシリーズB投資を受ける

④シリーズB投資

2030年2月、非臨床試験が終わり臨床試験へ進む。ベンチャーキャピタルB〜Gから、臨床試験を目的としたシリーズB投資として、各5億円ずつ計30億円の出資を受ける。1株当たりの株価は10万円。3年間かけて開発品の第1／2相臨床試験を行い、その後に製薬会社に導出。なお、社長と従業員にはストックオプションを付与する。

シリーズAで調達した10億円を使って、3年間かけて開発パイプラインの非臨床試験を終え、いよいよ臨床試験を始めるステージまで来ました。

同時並行で、2本目のパイプラインとなる化合物を取得し、こちらは非臨床試験を始めます。これらの進捗《しんちょく》をシリーズAでの成果として、株価を前回の4倍に当たる10万円に上げ、6社のVCから計30億円の資金調達を行います。また、社長と従業員にはここまでの貢献と今後のインセンティブとして、ストックオプションを付与します。

すると、それぞれのシェアは図4-8④のようになり、会社のバリュエーションは100億円となります。

新たに20％の株式を発行しIPOへ

⑤上場

2033年2月、全体の20％に当たる株式を新規発行した上で東京証券取引所に500億円の時価総額で上場。

シリーズBで調達した30億円を用いて、第1／2相臨床試験を行い、見事、安全性と有効性で良好な結果を得ます。

その結果を用いて、開発パイプラインを好条件で製薬会社に導出し、第3相臨床試験を託します。2本目のパイプラインは非臨床試験を終え、臨床試験に入ります。並行して進めてきた準備の結果、新規株式公開（IPO）の承認が下り、ついに東京証券取引所グロース市場への

⑤上場

株価（円）	株主	調達額（億円）	株式数	株式シェア	バリュエーション（億円）
400,000	A先生		10,000	8%	500
	社長		4,000	3%	
	従業員		6,000	5%	
	ベンチャーキャピタルB		35,000	28%	
	ベンチャーキャピタルC		25,000	20%	
	ベンチャーキャピタルD		5,000	4%	
	ベンチャーキャピタルE		5,000	4%	
	ベンチャーキャピタルF		5,000	4%	
	ベンチャーキャピタルG		5,000	4%	
	新規株主	100	25,000	20%	
		100	125,000	100%	

⑥経済的利益

	合計投資額（億円）	経済的利益（億円）	倍率
A先生	0.01	40	4,000
社長	0	16	―
従業員	0	24	―
ベンチャーキャピタルB	11	140	13
ベンチャーキャピタルC	10	100	10
ベンチャーキャピタルD	5	20	4
ベンチャーキャピタルE	5	20	4
ベンチャーキャピタルF	5	20	4
ベンチャーキャピタルG	5	20	4

※上場時の株価を基にした保有株式の時価を経済的利益として記載

図4-9　資金調達の流れ（上場時）と経済的利益

上場を迎えます。

上場時の株価は前回株価の4倍となる40万円の値が付き、新たに20％の株式（25000株）を発行することで、つぎの成長資金として100億円を調達することができました。それぞれのシェアは前ページの図4－9⑤のようになります。

まとめると、A先生、社長および従業員、VC各社の投資額と経済的利益は図4－9⑥の通りになります。

モデルナの上場時の株式シェアは先生が3・6％

いかがでしたでしょうか。先生の利益が多いと感じた方もいれば少ないと感じた方もいらっしゃるでしょう。

株式シェアの配分は、先生の研究成果の内容、VCや社長の貢献などでも変わってくるため、ケースバイケースになります。モデルナの上場時のケースでは、先生が3・6％、社長が9・4％、会社設立を主導したVCであるFlagship Pioneering（ベンチャーキャピタルBに相当）が18・1％でした。

なお、分かりやすくするため条件を簡略化しましたが、実際は大学や共同研究先の先生にもストックオプションを出すこともありますし、VCの出資額やタイミングも、きれいに足並みが揃うわけではありません。

途中で試験のやり直しが必要となり、中途半端なタイミングで資金調達を行う必要があるかもしれませんし、シリーズごとにきれいに株価を上げられないかもしれません。また、上場したからといって、すぐにキーパーソンである先生や社長が株の大半を売ってしまったのでは、会社の成長性に疑問符がついてしまいます。

上場は通過点に過ぎず、先生や社長、従業員にとっては、その後も会社の研究開発は続きます。そして、患者さんのもとに医薬品が届いて初めて技術を還元することができ、世の中に貢献することにつながります。

とはいえ、あるバイオベンチャーの上場はモデルケースとなり、技術の実用化を考える後進の先生や起業家にとっての道しるべにもなります。

COLUMN

なぜ共同研究の発明者対価は1％なのか？

オプジーボを共同研究開発した京都大学の本庶佑特別教授と、小野薬品工業との間で2006年に結ばれた契約では、小野薬品工業が直接販売するオプジーボの売上高の0・5％、提携先の米大手製薬会社ブリストル・マイヤーズ スクイブ社から小野薬品工業が受け取るオプジーボ関連のロイヤリティの1％が、対価として本庶先生に支払われるとされています。

その後、本庶先生はこの料率が不当に低いと契約の見直しを求めて訴訟を起こしましたが、和解した後も、料率は今なお維持されています。

＊

アカデミアが正当な対価を受け取れないようでは、共同研究が敬遠されることにもつながりかねません。また、後に揉め事になれば、アカデミアの研究活動と製薬会社の事業の両方に影響を及ぼし、マイナスのイメージにもつながります。では実際のところ、この0・5％、1％という料率は高いのでしょうか、低いのでしょうか？

小野薬品工業が0・5％、1％をそれぞれ採用しているのが、2013年1月に知的財産高裁が判決を出したハルナール訴訟と呼ばれているものです。

この訴訟では、山之内製薬（現アステラス製薬）のブロックバスターである前立腺肥大症に伴う排尿障害治療薬ハルナールの発明対価を巡り、開発した元社員が「正当な対価を受け取っていない」として10億円の支払いを求めました。

この時の判決では、「使用者（企業）による貢献度と比較すると、発明者の貢献度は極めて限定的なものに留まる」として、売上高に対する貢献度の配分について、「発明者1％、使用者（企業）99％」とされています。ダイヤモンド社の記事「ノーベル賞本庶氏との特許闘争で小野薬品工業が『対価は売上高の1％』と主張する根拠」（https://diamond.jp/articles/-/240345）の中では、オプジーボにおいても、アカデミアによる発明に対してこの1％という目安を準用したのではないかと述べられています。

「発明者1％」と聞くと、多くの方が低いと感じるのではないでしょうか。

＊

しかしながら、製薬会社の努力なしでは大きな売上にはならなかったケースも数多くあります。1つの医薬品を創るのに1000億円がかかるという話をしましたが、世界規模での開発・承認を目指して行われるような治験の場合には、製薬会社が多額の開発資金を拠出します。また、新薬を発売するためには多額の営業費用もかかります。

大手製薬会社になれば、国内だけで数千人規模のMR（医薬情報担当者）が全国の病院を回り、医師に新薬の情報を提供します。全世界で販売するとなれば、小野薬品工業がブリストル・マイヤーズ スクイブと提携したように、海外での売上を最大化するためのパートナーを探す必要もあるかもしれません。こうした製薬会社の努力があって初めて、大きな売上につながるのです。

例えば、発明者への配分を10倍として「発明者10%」であったとしても、製薬会社の貢献がなければ売上は100分の1になってしまうかもしれません。

さて、それでは共同研究の対価としてどのくらいの水準が適当なのでしょうか？

＊

誰もが納得のいく決まった数字というものはありません。そのため、各ケースにおいて、始める前にお互いが納得のいく料率で合意形成をすることが重要です。

多くの場合、大学の先生による発明は大学が特許出願を行い、管理を行っています。近年では、大学のＴＬＯや産学連携本部が整備され、専門的な人材の登用やノウハウの蓄積が進んでいます。

そのため、事業会社との共同研究が盛んな大学では、様々な過去事例やグローバルにおける料率の水準をもとに製薬会社との交渉に当たることが可能です。一方、本庶先生のケースでは、ＴＬＯや産学連携本部が整備される以前の話であり、なおかつ、大学ではなく本庶先生個人が出願人となっています。そのため、交渉の段階で議論が尽くされていなかった可能性があります。

オプジーボの事例により、その対価が大きく注目されることになったため、これから共同研究を検討する場合、一つの水準として意識されることは間違いありません。

一方で、優れた研究成果であればあるほど強気の交渉をできるはずです。そのため、オプジーボの事例にこだわる必要はありません。特に海外の事例では、より高い料率が設定されているケースも数多くありますので、ＴＬＯや産学連携本部とも相談し、製薬会社との交渉材料として準備しておくとよいでしょう。

第5章

VCの仕組み、バイオ投資とIT投資の違い

バイオベンチャーと二人三脚でエグジットを目指すVC

バイオベンチャーは、アカデミア、製薬会社、CRO、政府・自治体、規制当局など様々なパートナーと有機的に関わり、協力をしながら成長していきます。そして、その中でも最も深く関わっていくパートナーの一つが、VCです。

VCは、バイオベンチャーに対して出資を行うことで活動資金を提供し、二人三脚でエグジットを目指します。本書でも何度も登場していますが、このVCについて、改めて仕組みを説明していきましょう。

VCは一言で言うと、ベンチャー企業に出資を行う投資会社です。出資をすることでベンチャー企業の株式を保有し、事業面や運営面でベンチャー企業の成長をサポートします。ベンチャー企業が成長するにつれ株式の価値は上がります。そして、将来、ベンチャー企業が上場したり他の企業に買収されたりすることにより、保有している株式を売却してキャピタルゲイン（売却額と投資額との差益）を得ます。

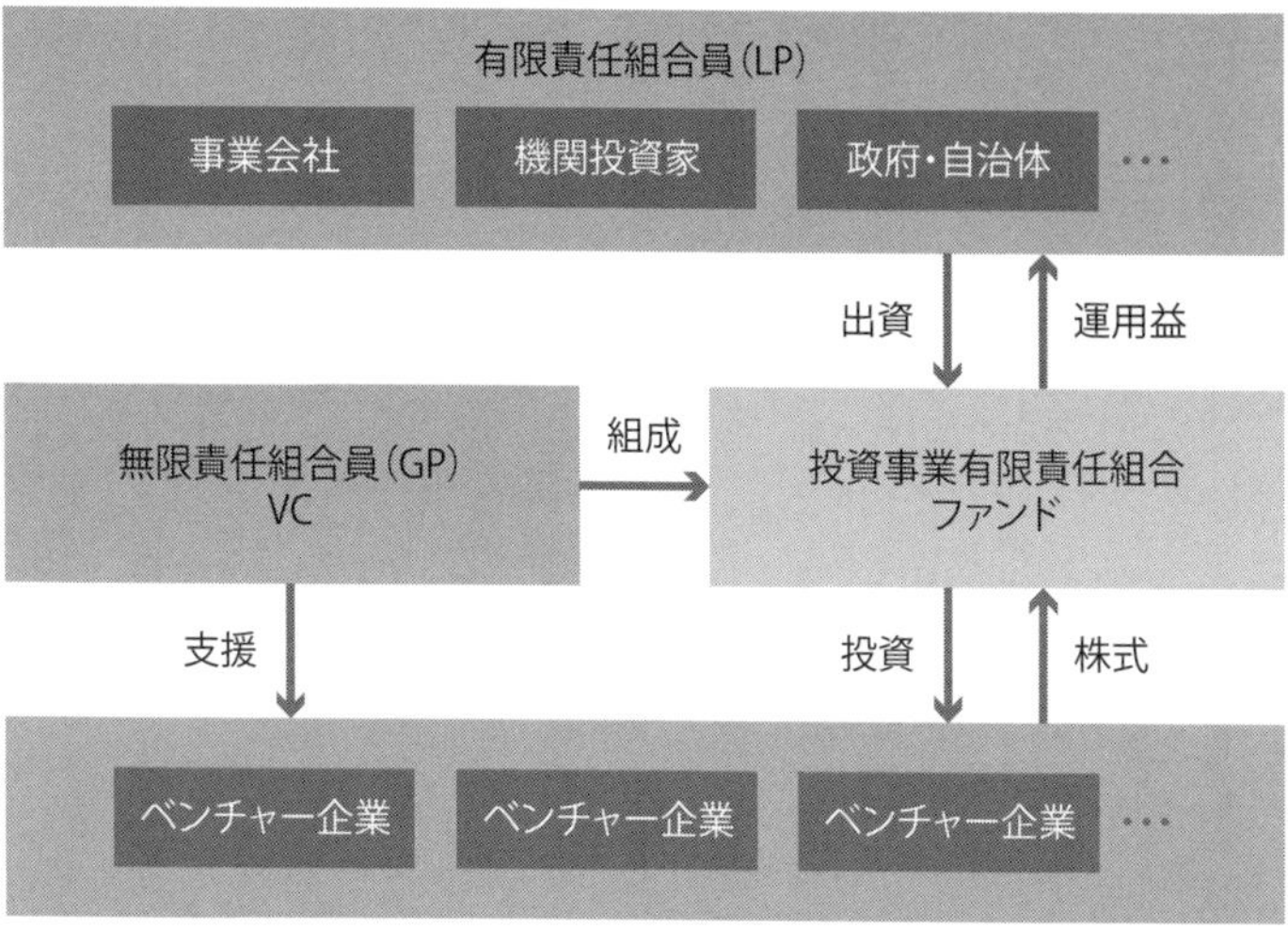

図5-1　VCの仕組み

組成したファンドの資金を使ってベンチャー企業に出資

ＶＣ自身も投資家から出資を募ってファンドを組成します。そして、組成したファンドの資金を使って、ベンチャー企業に出資を行うのです。

では、このＶＣファンドに出資をする投資家とは、どのような人たちなのでしょうか。

ファンドに出資を行う投資家を、有限責任組合員（ＬＰ：Limited Partner）と呼びます。有限責任組合員の一例としては、以下のような投資家が挙げられます。

・機関投資家

金融機関、保険会社、年金基金、大学などが含まれます。主に資産運用としてファンドに出資し、運用益を目指します。

・事業会社

自社の資金を用いて投資を行います。多くの場合、ファンドの投資先であるベンチャー企業との事業提携や買収機会の探索など、事業上のシナジーを期待します。

・政府・自治体

主に政策に基づいて、公的資金を用いてファンドへの出資を行い、産業の発展や経済の活性化などを目指します。

有限責任組合員は「有限」という名前の通り、その責任は出資した金額のみに限定されます。

ファンドを組成したVC＝GP

LPが有限責任組合員として、その責任が出資した金額のみに限定されるのに対して、ファンドを組成したVCは、あらかじめ有限責任組合員と締結した契約に基づき、投資先の決定から投資額の配分、投資資金の回収、回収した資金の投資家への分配など、その運用に関する全責任を負います。

このため、ファンドを組成したＶＣは無限責任組合員（ＧＰ：General Partner）と呼ばれます。ＧＰ自体も、ファンドに対してその総額の１～数％の出資を行うことでＬＰとの利害を一致させます。なお、近年では運営上や税務上の観点から、ＶＣの投資メンバーや有限責任事業組合（ＬＬＰ：Limited Liability Partnership）をＧＰとする場合もあります。この場合においても、実務上はＶＣがファンドの運営を行うこととなります。

「2-20」が管理報酬と成功報酬の水準

ファンドを運営するＶＣが受け取る報酬体系は、「管理報酬（マネジメントフィー）」と「成功報酬（キャリー）」の２種類に分かれ、その水準としては、「two-twenty（２-20）」と呼ばれる数字をよく目にします。

管理報酬とは、投資家から資金を預かって運用するための手数料のことで、ファンドサイズ（運用総額）の２％程度が毎年の管理報酬とされています。すなわち、１００億円のファンドサイズであれば、ＶＣはその２％に当たる２億円を毎年の管理報酬として受け取り、従業員の給料を含めたファンド運営費として使うことができます。

一方、成功報酬としては20％という数字が一般的です。１００億円のファンドを運用した結果、元手を２００億円に増やすことができた場合、正味リターンである１００億円のうちの20

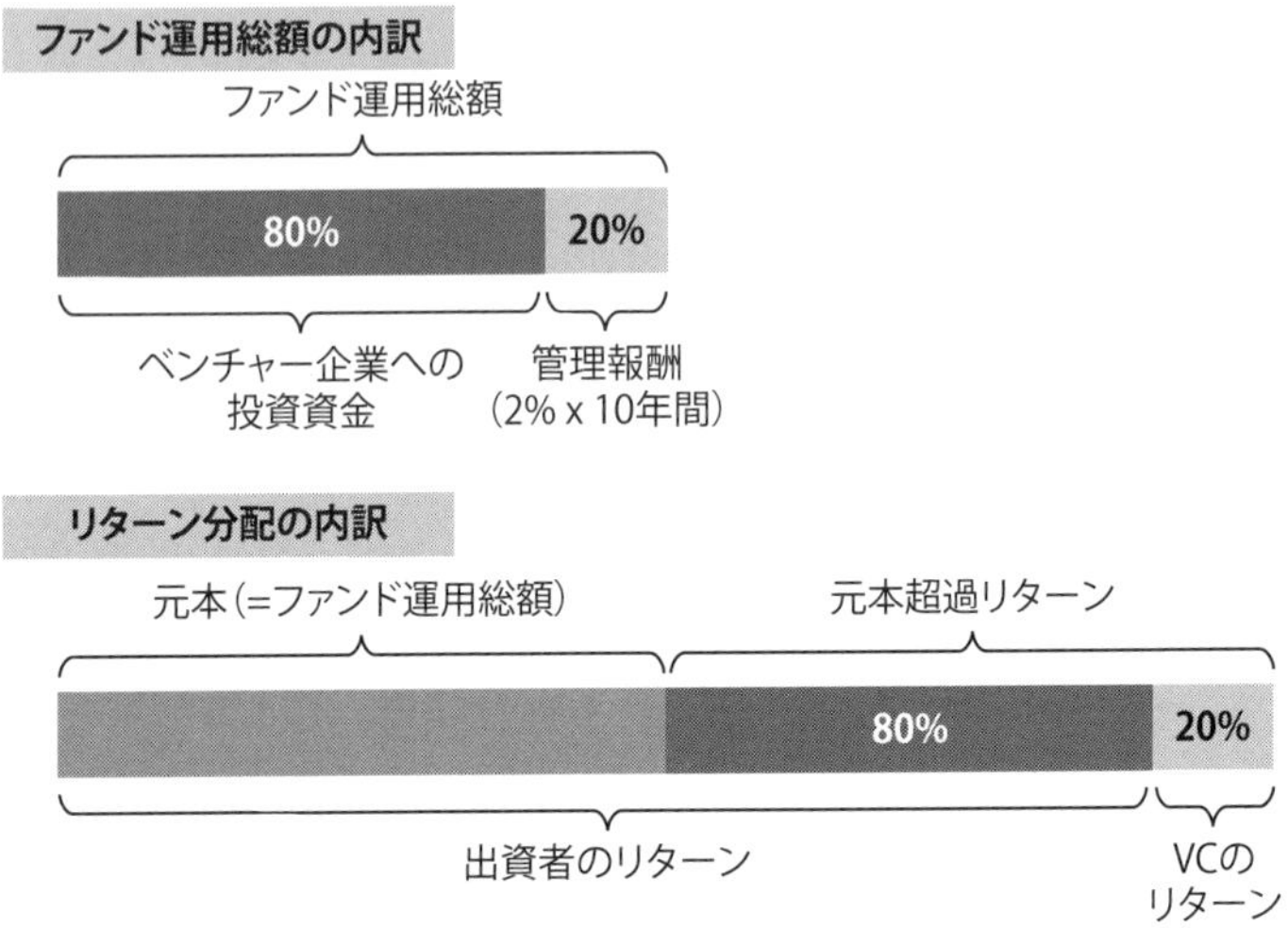

図5-2　「two-twenty（2-20）」の仕組み

%である20億円をＶＣが成功報酬として受け取り、元本の１００億円に正味リターンの80％に当たる80億円を加えた１８０億円を、投資家に返します。

管理報酬は、ＶＣがファンド規模に応じて日々のオペレーションを行うのに最低限必要である２％と設定し、成功報酬は投資家とＶＣ双方のリターンを最大化するためのＶＣに対するインセンティブとして20％に設定するという慣例として「two-twenty（２－20）」がこれまで一般的に使われてきました。

ただ、当然のことながら、この数字はファンドの実態や時代の流れに合わせて変化します。

投資期間とファンド期間

ＶＣが運営するファンドは、ＬＰとの契約の中で、「投資期間」と「ファンド期間」を定めています。

例えば、投資期間が５年でファンド期間が10年の場合、ＶＣはファンドを組成してから最初の５年間で、高い成長の見込まれるベンチャー企業を探し出して投資を行う必要があります。５年経過した後は、すでにファンドから投資をしているベンチャー企業に対して追加投資をすることはできるものの、新しいベンチャーには投資をすることができません。

そして、ＶＣはファンドを組成してから10年で、全ての投資案件について資金を回収し、投資家へリターンを返す必要があります（ただし、ＬＰの同意を得た場合には延長が可能なこともあります）。

投資したベンチャー企業が、ファンド設立後10年以内にＩＰＯやM&Aなどによるエグジットを迎えている場合は問題ありませんが、そうでない場合は、ＶＣは保有しているベンチャー企業の株式を他のファンドに売却するなどして、全ての投資案件を現金化させなければなりません。ベンチャー企業の成長の途中で保有する株式を処分することになりますので、当然、当初想定していたような価格では株式を売却することができずに、期待していたキャピタルゲインを得られないことになります。そうならないためにも、残りのファンド期間を考慮して、その期間内でエグジットできるようなベンチャー企業に投資を行う必要があります。例えば、ファンド期間が10年であるファンドが組成から３年経過している場合には、残り７年の間にエグ

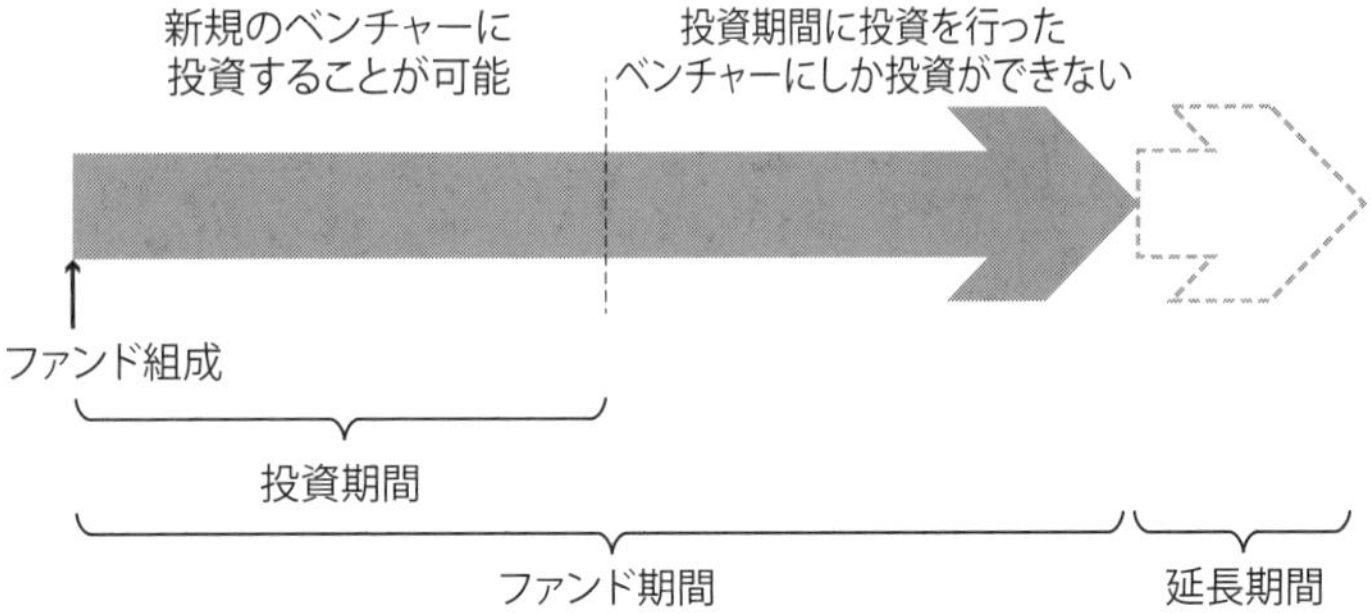

図5-3　投資期間とファンド期間

ジットができるようなベンチャー企業にしか投資できません。

したがって、ベンチャー企業側も出資を受ける際には、自分たちがどのくらいの期間でIPOやM&Aできるのかを想定し、ファンド期間がそれ以上の期間残っているVCを選ぶ必要があります。

なお、報酬体系や期間には法的規定があるわけではないため、これらはあくまで契約の中で定められます。

ファンドのリクープは平均8年目から9年目

図5－4はLP投資家がVCファンドに1億円の出資を約束した時の、平均的なキャッシュフローを示しています。LP投資家は1億円を出資する契約を結びますが、ファンド組成時に1億円全てを拠出するわけではなく、ファンド期間内にベンチャー企業への投資の進捗に応じて最大1億円まで段階的に拠出することになります。

ファンド組成後の最初の数年間は投資期間に当たり、VCが

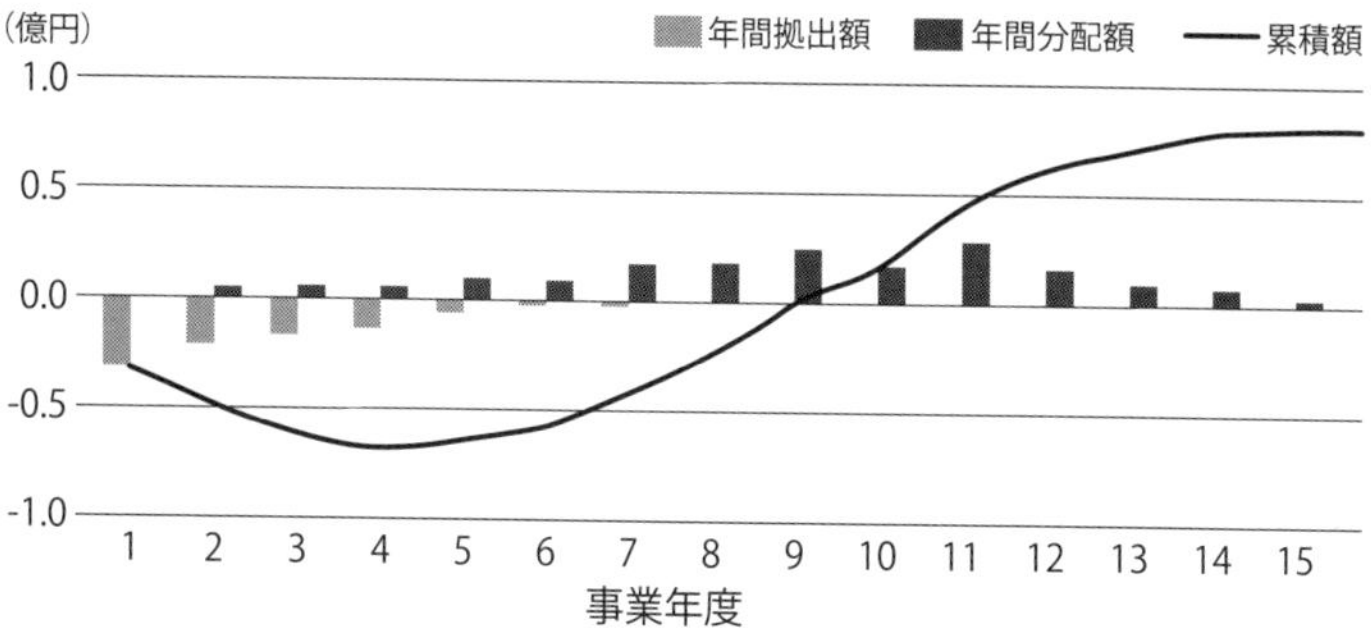

図5-4　LP投資家のキャッシュフロー（出資約束金1億円）　出典：Preqin

ベンチャー企業への投資を行う一方で、エグジットを迎えるベンチャー企業がないため、ＬＰ投資家の累積拠出額は増えますが、受け取る分配額はありません。逆にファンド期間の後期には、投資先のベンチャー企業が成長し、つぎつぎとエグジットを迎えるため分配額が増えます。ＬＰ投資家の拠出額と分配額の合計がゼロになるタイミング、すなわちファンドが元本を回収するタイミングを「リクープ」と呼びます。先ほどの管理報酬と成功報酬の説明に基づくと、ＶＣはリクープ後、元本超過リターンが出て初めて、その超過分の20％につき成功報酬を受け取ることができます。

図５－４は、調査会社であるPreqin社によって２０２２年５月に実施された調査で、１５０の国内ＶＣファンドのデータ（バイオに限らない）です。これによると平均して8年目から9年目に差しかかる辺りでリクープを迎えていることが分かります。

継続して投資を行っていくため「次号ファンド」を設立

ＶＣは、運営するファンドにおいて定められた投資期間にしか新しいベンチャー企業への投資をすることができません。そのため、継続して投資を行っていくには、つぎのファンドを設立することが必要です。

一方、ＶＣが、複数のファンドを同時にいくつも運営していると、利益相反が起こる可能性があります。仮に、ＶＣがファンドＡとファンドＢを運営していたとします。ファンドＡはバイオベンチャーにしか投資を行わない、ファンドＢはＩＴにしか投資を行わない、というように区別できればよいのですが、ファンドＡもファンドＢもバイオベンチャーに投資ができるとした場合にはどうでしょうか。

ずば抜けて優れたバイオベンチャーへの投資機会を得た時、ＶＣは自身の裁量でファンドＡから投資をすることもできますし、ファンドＢから投資をすることもできます。しかし、ファンドＡのＬＰもファンドＢのＬＰも自分たちのファンドから投資を行ってほしいと考えるでしょう。

また、ファンドＡから出資をしているバイオベンチャーが資金繰りに窮している状況で、そのバイオベンチャーにファンドＢから追加出資をしたら、ファンドＢのＬＰにとっては不愉快でしょう。

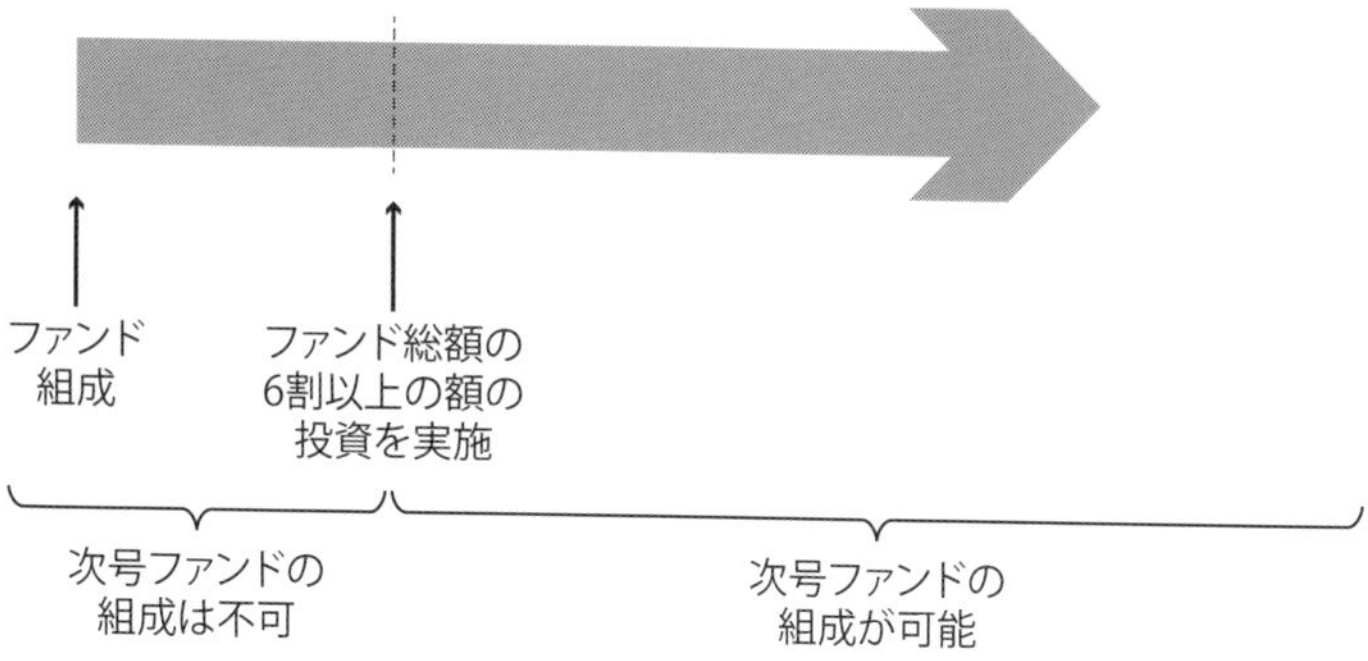

図5-5　次号ファンドが組成可能となるタイミング

こうした問題を避けるため、ＶＣが一つのファンドを組成した後、つぎのファンドを作るのには制約が設けられます。ＬＰとの契約上、ファンド総額の一定額まで投資が進んだ場合にしか、つぎのファンドを設立することができないとしていることが一般的です。例えば、１００億円のファンド総額のうち60億円以上の投資が完了した場合につぎのファンドを設立することが可能となる、といったように契約を結びます。

次号ファンドを設立するために投資家からの出資を募る際には、現行ファンドの実績が評価されることになります。そのため、60億円以上の投資を完了したとしても、投資先の成績が思わしくなければ、当然のことながら、次号ファンドを設立することは難しくなります。

これは、ベンチャー企業の資金調達と同じ理屈です。ベンチャー企業が一度資金調達を達成できたとしても、資金調達をした時に計画していたマイルストーンを達成できなければ、次回はＶＣから資金調達ができないかもしれません。

同様に、ＶＣも組成したファンドの実績を常にＬＰから問われています。こうした経験から、ＶＣはベンチャー企業の資金調達の大変さを身に染みて理解しているのです。

ＶＣによる二大投資領域「バイオ」と「ＩＴ」への投資比較

本書の冒頭でお話しした通り、ベンチャーというと、真っ先に思い浮かべるのはＩＴベンチャーだという方が多いでしょう。

ＩＴベンチャーの社長がメディアに取り上げられることはあっても、バイオベンチャーの社長を目にする機会はめったにありませんし、米国のＧＡＦＡＭや日本のメルカリなどのように、フラッグシップと呼ばれるようなベンチャーは、ほとんどがＩＴです。

裏を返せば、このことこそが、バイオベンチャーとＩＴベンチャーの端的な違いでもあります。

本書でこれまで取り上げてきたバイオベンチャーとは、どういうものなのか？　それを分かっていただくために、ＩＴベンチャーとの比較をしていきたいと思います。後述する通り、Ｉ

Ｔとバイオは VＣにおける二大投資領域なのですが、同じベンチャーであってもビジネスモデルや、経営陣に求められる能力、資金の使い方など様々な違いがあります。
また、特色が全く異なるＩＴベンチャーとバイオベンチャーに投資を行うＶＣ側にも、投資手法の違いなど相違点が多いので、整理していきたいと思います。

バイオとＩＴへの日米投資比較

それぞれのベンチャーの違いを見る前に、ベンチャー投資全体の中でＩＴベンチャーとバイオベンチャーがどの程度の割合を占めているかを見てみましょう。

２０２０年の日米でのＩＴベンチャーとバイオベンチャーに対する投資額を、次ページの図５‐６のグラフに示します。日米ともに最も投資されている領域はＩＴで、その割合は全投資額の半分程度を占めています。一方、２番目に投資されている領域であるライフサイエンス分野は、全投資額の約２割を占めています。ライフサイエンスには、バイオに加え、医療機器などが含まれます。

日本でベンチャーというと、ＩＴが真っ先に思い浮かぶと言いましたが、投資額で見てみると、ライフサイエンス分野もそれなりの存在感を示しています。日本でバイオベンチャーの設立が増え始めたのは２０００年代以降ですが、米国のバイオベンチャーには長い歴史があり、

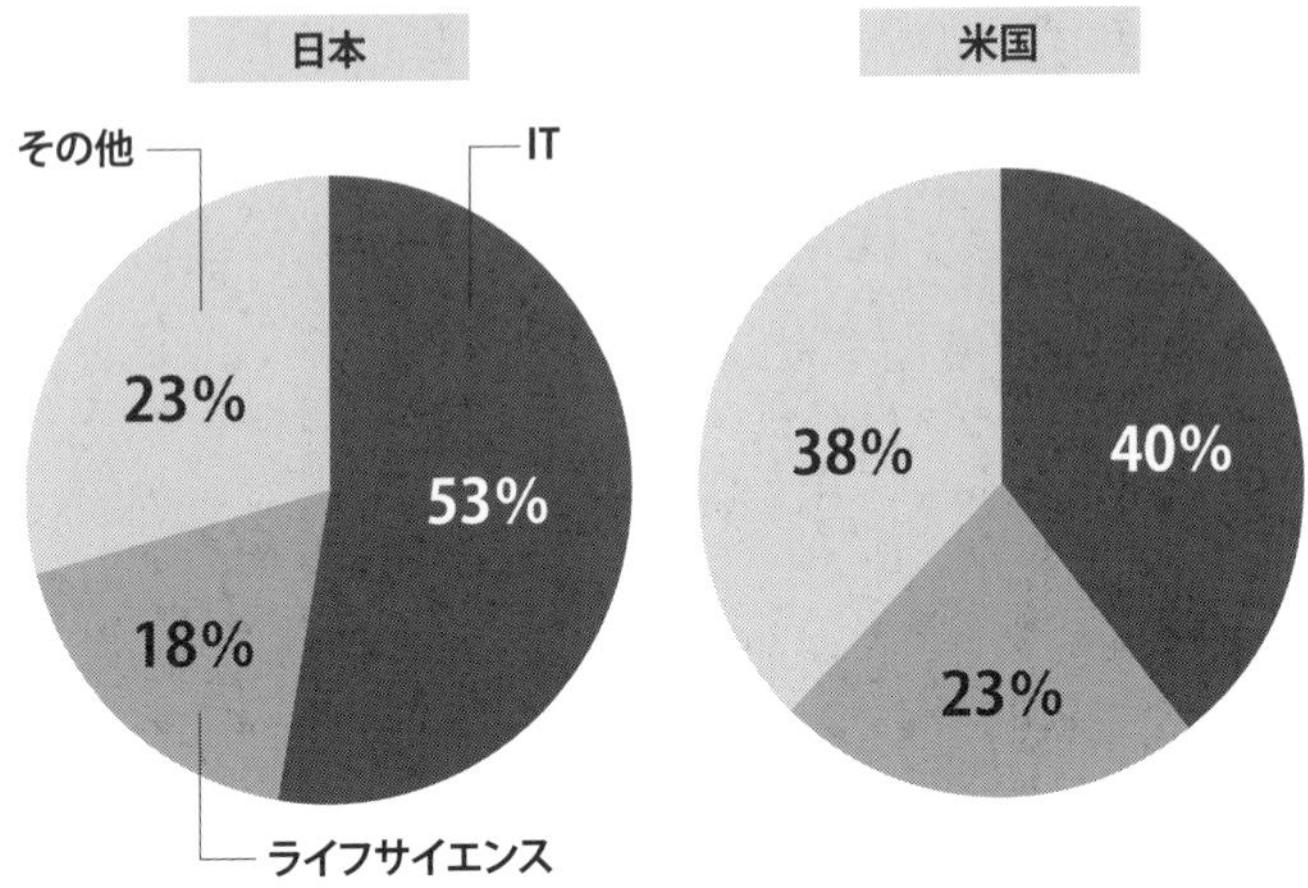

図5-6　領域別VC投資額（2020年）

出典：【日本】JVCA「ベンチャーキャピタル最新動向レポート（2020年度）」、
【米国】NVCA「NVCA 2021 Yearbook」

例えば、米国でバイオベンチャーの第1号であるジェネンテックが設立されたのは、今から50年近く遡る１９７６年のことでした。現在では、米国でベンチャーというと、ＩＴベンチャーなのかバイオベンチャーなのかと聞かれるほどまでにバイオベンチャーも市民権を得ています。

また、いつの時代も私たちが日々、病気と付き合いながら生活しているように、薬や医療にはＩＴに見られるような流行り廃《すた》りがありません。

２０１５年には、米国でのＩＴベンチャーへの投資額はベンチャーへの投資額全体の50%を占めていました。しかし、そこから5年が経った２０２０年には、ＩＴベンチャーへの投資額は全体の40%にまで落ちています。ＩＴに向かっていた投資が、宇宙や環境エネルギーのようなＩＴ分野以外のディープテック（ディープテックについては２３３ページのコラム参照）に投じられるようになったため、相対的にシェアが下がっているのです。

一方、同じ期間にライフサイエンス分野への投資額は順調に増え、ディープテックの台頭にもかかわらず、全体に占めるライフサイエンスの割合にはほとんど変化がありません。新しい薬には常にニーズがあるのです。

米国大手ＶＣ、アンドリーセン・ホロウィッツがバイオベンチャーへの投資に進出

米国ＶＣ協会（ＮＶＣＡ：National Venture Capital Association）によると、米国のＶＣの６割が、最も注力するセクターにＩＴを挙げています。ライフサイエンスと回答したＶＣは２割に過ぎません。

ところが、近年、これまでＩＴベンチャーへの投資に注力してきた大手ＶＣが、相次いでバイオベンチャーへの投資に進出しています。例えば、Facebook（現 Meta）、Skype、Twitter、Instagram、Airbnb などといった名だたるＩＴベンチャーに投資を行ってきたアンドリーセン・ホロウィッツもその一つです。

「Software is eating the world.（ソフトウェアが世界を飲み込んでいる）」という言葉を使っ

て、あらゆる産業がソフトウェアに代替されていくと明言していたアンドリーセン・ホロウィッツの創業者であるマーク・アンドリーセン氏は、ITとライフサイエンスの領域が交差することを見据え、創薬プロセスへのAIの導入や、デジタルを用いた健康管理などの分野にいち早く投資を始めました。

その後、他の多くのIT系VCがこのトレンドを追随しています。アンドリーセン氏が言うように、当初はあくまで、ITとライフサイエンスが交差する「デジタル×ヘルスケア」のような領域への参入でしたが、彼らは今や創薬そのものにまで進出してきています。

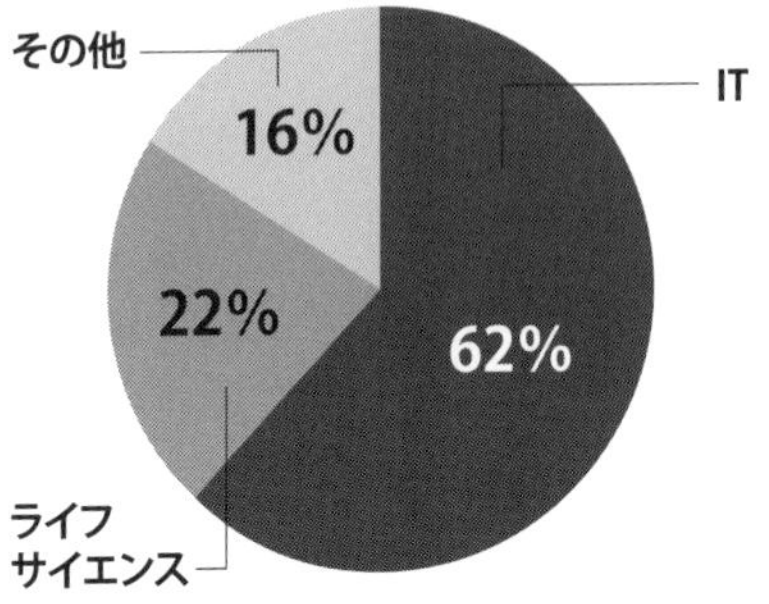

図5-7 米国VCの注力セクター
出典：NVCA「VC Human Capital Survey」

ITベンチャーとバイオベンチャーへの投資のリターン比較

図5－8は、米国大手投資会社Cambridge Associatesが、過去約20年のVCによるITベンチャーとバイオベンチャーへの投資のリターンを比較したものです。リターンの指標は、VCの評価によく用いられる、IRR（内部収益率）を見ています。IRRは、投資によって見

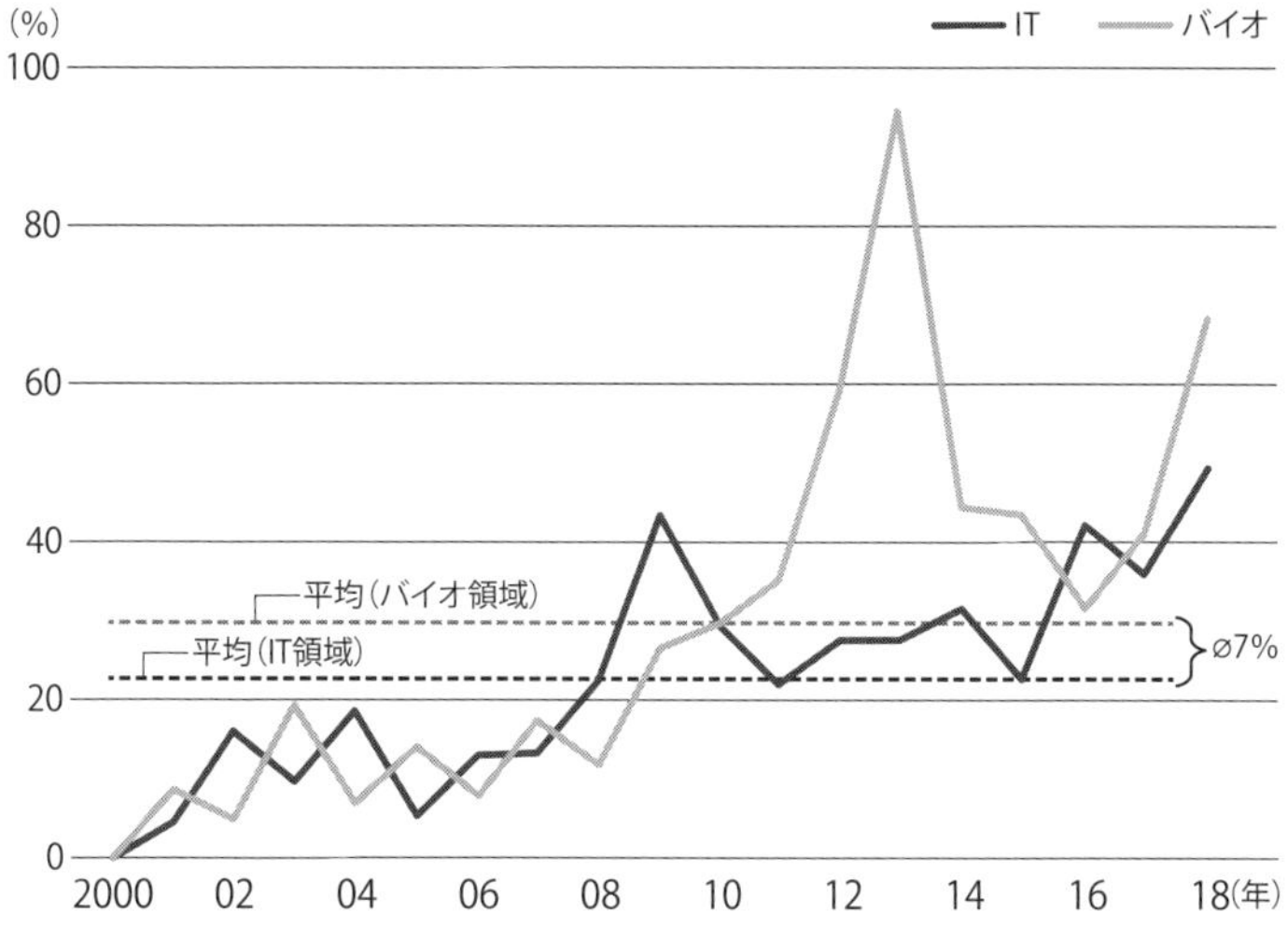

図5-8　米国VCのIRR（セクター別）　出典：Cambridge Associates

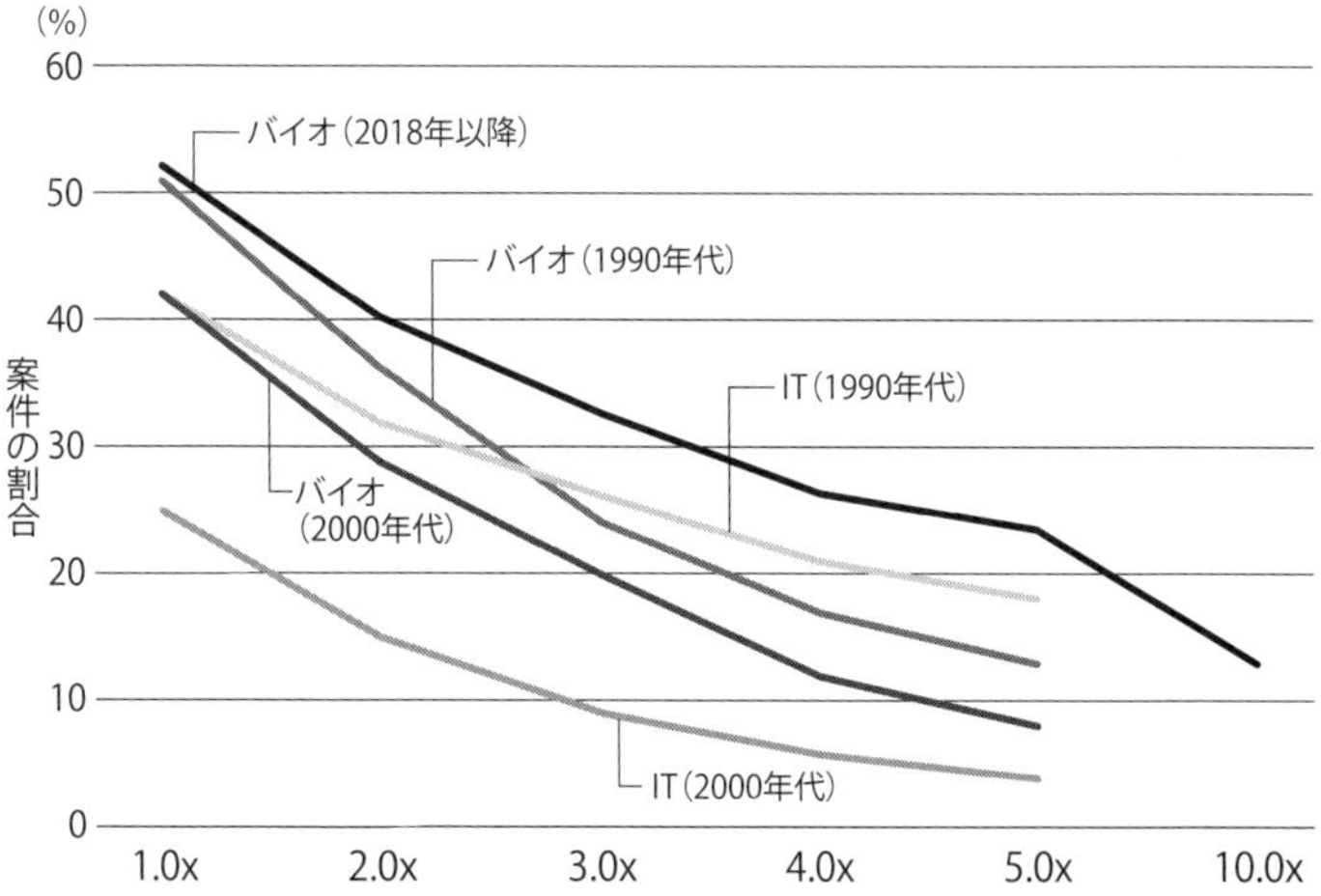

図5-9　バイオベンチャーとITベンチャーのリターン倍率の割合
出典：Bay Bridge Bio

込まれる利回りを表します。

各年でＩＴベンチャー、バイオベンチャーに投資を行ったＶＣのリターンを比べると、２０００年代前半はＩＴベンチャーのほうが良い年とバイオベンチャーのほうが良い年とが交互に現れていました。一方、製薬会社が医薬品の自社開発に苦戦し、バイオベンチャーからのパイプラインの導入や買収に舵を切った２０１０年代以降は、バイオベンチャーのほうが高いリターンを上げています。20年間の全期間平均ＩＲＲで見ても、バイオベンチャーのほうが、ＩＴより７％高くなっています。

図５‐９は、２０１１年に「Nature Biotechnology」誌に発表された論文「In defense of life sciences venture investing」をベースに、Bay Bridge Bio 社によってＩＴベンチャーとバイオベンチャーそれぞれへの投資に対するリターン倍率の分布が表されたものです。例えば、「ＩＴ（１９９０年代）」は１９９０年代において、ＩＴベンチャーへの全投資案件のリターン倍率の分布を表しています。

このグラフからは、特に２０００年代以降、ＩＴベンチャーよりもバイオベンチャーのほうが投資のリターン倍率が高いことが示されています。

また、Bay Bridge Bio 社によると、直近２０１８年以降のバイオベンチャー案件を表す「バイオ（２０１８年以降）」は、さらに高いリターン倍率を叩き出しています。

このように、全体として見た時にはＩＴベンチャーよりもバイオベンチャーへの投資のほうがＩＲＲもリターン倍率も高く魅力的に映りますが、ＩＴベンチャーへの投資には本章で後ほど説明するホームラン案件の存在が重要になってきます。

３つの観点で見るＩＴとバイオのビジネスモデル・投資手法の違い

それでは、ＩＴベンチャーとバイオベンチャーのそれぞれの特徴と、ＶＣによる、ＩＴベンチャーとバイオベンチャーに対する投資手法の違いを見ていきましょう。以下の３つの観点をもとにご説明します。

- ビジネスモデル
- 経営陣と人材
- 必要な資金と資金使途

開発リスクかマーケティングリスクか？「ビジネスモデル」の違い

ＩＴベンチャーの場合、どこに新しい市場機会があるのかについて仮説を立て、製品やサービスを開発します。製品ができるまでのスピードは、チームの開発力に大きく依存します。一旦ある程度製品が開発できたら、β版としてプロトタイプを世に出し、ユーザーの反応を見ながら改良を加えていきます。

参入障壁が高くないため、優れたビジネスモデルであれば模倣されシェアを失うことになりかねませんので、先駆者として確固たる地位を築くことが必要です。この時には、どのように市場に製品を浸透させるか、マーケティング戦略がとても重要になります。

一方で、もし仮に、当初想定していた通りの市場が存在しないのであれば、サービスや製品、またはそのターゲット層を変えるなどといったビジネスモデルの転換（ピボット）が容易であることが大きな特徴です。

そのため、開発リスクは少ないけれど、マーケティングリスクが大きいビジネスモデルといえます。どれだけユーザーを獲得できたかが会社の価値に直結します。

バイオベンチャーの場合、アンメットメディカルニーズがある病気に関しては、開発に成功して上市に至れば必ず市場が存在します。そして、多くの場合は患者数や薬の価格が試算できるため、ＩＴと比べて遥かに正確に市場性を見積もることができます。

また、特許の重要性が高いため、一般的に参入障壁が非常に高い分野です。一方で、いざ開発対象となる疾患と化合物を決めて試験を開始させてしまうと、開発は規制当局によって決められたプロセスに沿って行うため、その開発スピードには限界があります。

当然、ビジネスモデルのピボットは容易ではなく、場合によっては最初から研究開発をやり直すことになります。そのため、マーケティングリスクは少ないけれど、開発リスクが大きいビジネスモデルといえます。

研究開発のプロセスが進むごとに開発リスクが下がるため、一つクリアすると会社の価値が階段状に一気に上がることも特徴です。例えば、第2章で説明した通り、医薬品開発においては治験の各ステージでの過去の成功確率がある程度分かっていますので、一つクリアするごとに、クリアしたステージにかかっていたリスク分だけ価値が上がります。

バイオベンチャーの経営者はアイデアより経験。「経営陣と人材」の違い

ITベンチャーの経営者には、誰も思いつかない新しい製品やサービスをひらめくアイデアと、それらに本当にニーズがあり市場に浸透するのかを見極める洞察力が求められます。

そのアイデアをいかに製品に落とし込めるかが重要ですので、経営陣の中に核となる技術者がいて、エンジニアに的確な指示を出すことも重要です。

また、製品ができた後にはマーケティングも必要ですので、経営陣には人脈やカリスマ性なども必要かもしれません。仮にうまくいかなかったとしても、優秀な経営者であれば早い段階

でピボットを行うこともできます。開発を担うエンジニアは市場にも多く存在するため、採用は比較的容易です。

一方、バイオベンチャーの経営者に求められるのは、創薬の経験です。必要十分な基礎実験や臨床試験の設計、規制当局との折衝など、各ステップにおいて適切な判断を下すには製薬会社などで培った長年の経験が必要になります。そのため、ＩＴベンチャーに比べてバイオベンチャーの経営者のほうが、年齢が高くなる傾向があります。

扱う技術が高度になればなるほど、また、ターゲットとする病気が専門的になればなるほど、研究開発を担うことのできる人材が限られてきます。そのため、優れた人材を採用するには時間がかかります。

創業初期に必要な金額はどう違う？「必要な資金と資金使途」

ＩＴベンチャーの場合、当初の開発資金はさほど必要ありません。製品の開発が進むと、より多くのエンジニアが必要になってくるため、人材採用が嵩《かさ》むにつれ人件費は膨らみます。

また、製品をいち早く市場に浸透させ顧客を獲得するためには、大規模な広告宣伝費を用いたマーケティングが必要になります。一方、製品が浸透して顧客を獲得することができれば収益を確保することができますので、優れたＩＴベンチャーでは早期に黒字になることも珍しくありません。

バイオベンチャーの場合、当初から研究開発費として比較的大きな資金が必要です。専門性の高い、もしくは高額の実験機器を必要とする一部の研究や、化合物の製造、臨床試験は外注で行うため、ＩＴベンチャーに比べると社内の人材は少数精鋭に限られるので、人件費は抑えられますが、代わりに外注による研究開発費や製造費が大きくなります。

また、薬が承認され販売開始するまでには長い時間がかかりますので、創業から比較的長い間、売上がない赤字の状態が続きます。

ホームラン狙いかヒットの積み重ねか。ＶＣの投資手法の違い

つぎに、ＶＣの視点から、ＩＴベンチャーへの投資とバイオベンチャーへの投資を比較してみます。

ＩＴベンチャーの場合、創業初期に必要となる資金はさほど多くありません。しかし、創業するベンチャーの数が多いため、その全てに時間をかけて入念なデューデリジェンス（探し出した投資案件について、それが投資するにふさわしい企業かどうか、投資する価格が妥当かどうかを様々な観点から検証する作業）を行うことは時間的な制約からも不可能です。また、将来どの製品が顧客の心を摑むかを初期の段階で見極めることは困難です。

そのため、多数のベンチャーに比較的少額の資金を出資して進捗をモニターし、その中から成長が期待できる一部のベンチャーに対してのみ、追加投資としてさらに大きな資金を出資することがよくあります。数多くのベンチャーに投資をすることが可能なのは、ITベンチャーの場合、その中から例えばTwitterやUberのようなホームラン級の案件が出る可能性があり、その1件の案件がとてつもなく大きなリターンをもたらすためです。

バイオベンチャーの場合、創業初期から比較的大きな資金が必要となります。そのため、1件1件のデューデリジェンスに時間をかけ、案件を厳選した上で投資を行います。事実、バイオベンチャーに対するVCのデューデリジェンスは、ITベンチャーに対するそれと比べて1・5倍から2倍の時間をかけて行われているとの報告があります。そうすることで、開発の成功確率や上市後の市場性を見極めることができます。

また、投資後も研究開発に関する専門的な支援が必要となります。そのため、VC側にもサイエンスの目利きや開発プロセスを熟知した人材が必要です。このような特徴から、バイオベンチャーへの投資では、ホームラン狙いというよりもヒットを重ねて打率を上げるような投資が行われます。

着実にリターンを取りにいくのがバイオベンチャー投資

ハーバード大学のP. A. Gompersらの論文「How do venture capitalists make decisions?」では、米国におけるＩＴベンチャーとバイオベンチャーへの投資リターンの分布が分析されています。それによると、ＩＴベンチャーへの投資では、バイオベンチャーに比べて、投資額に対して元本割れ、すなわち損をする案件もありますが、リターンが10倍以上となる案件も多く、全体ではハイリスクハイリターンであることが分かります。一方、バイオはＩＴと比較して、着実にリターンを取りにいくという違いがあります。

ＩＴベンチャーへの投資には、特大のホームランが存在します。バイオベンチャーのホームラン案件であるモデルナと比較してみましょう。

モデルナに設立当初より投資を行っていた場合、初期投資額に対するリターンの倍率は約１７９倍になったそうです。この１７９倍という数字自体、ベンチャー投資としてはとんでもない数値なのですが、ＩＴベンチャーではさらに桁が飛び跳ねます。例えば、Snap、Uber、Twitterに初期投資をしていた場合、初期投資額はなんとそれぞれ１１２４倍、３２８３倍、３万２０５０倍になりました。

ところで、１社当たりの初期投資額は、ＩＴベンチャーの場合は少額で済み、バイオベンチャーの場合は比較的大きな研究開発資金が必要になるという話をしました。モデルナのケースでは、初期投資額は２１０万ドルで、リターンが約１７９倍の３億７７００万ドルになりまし

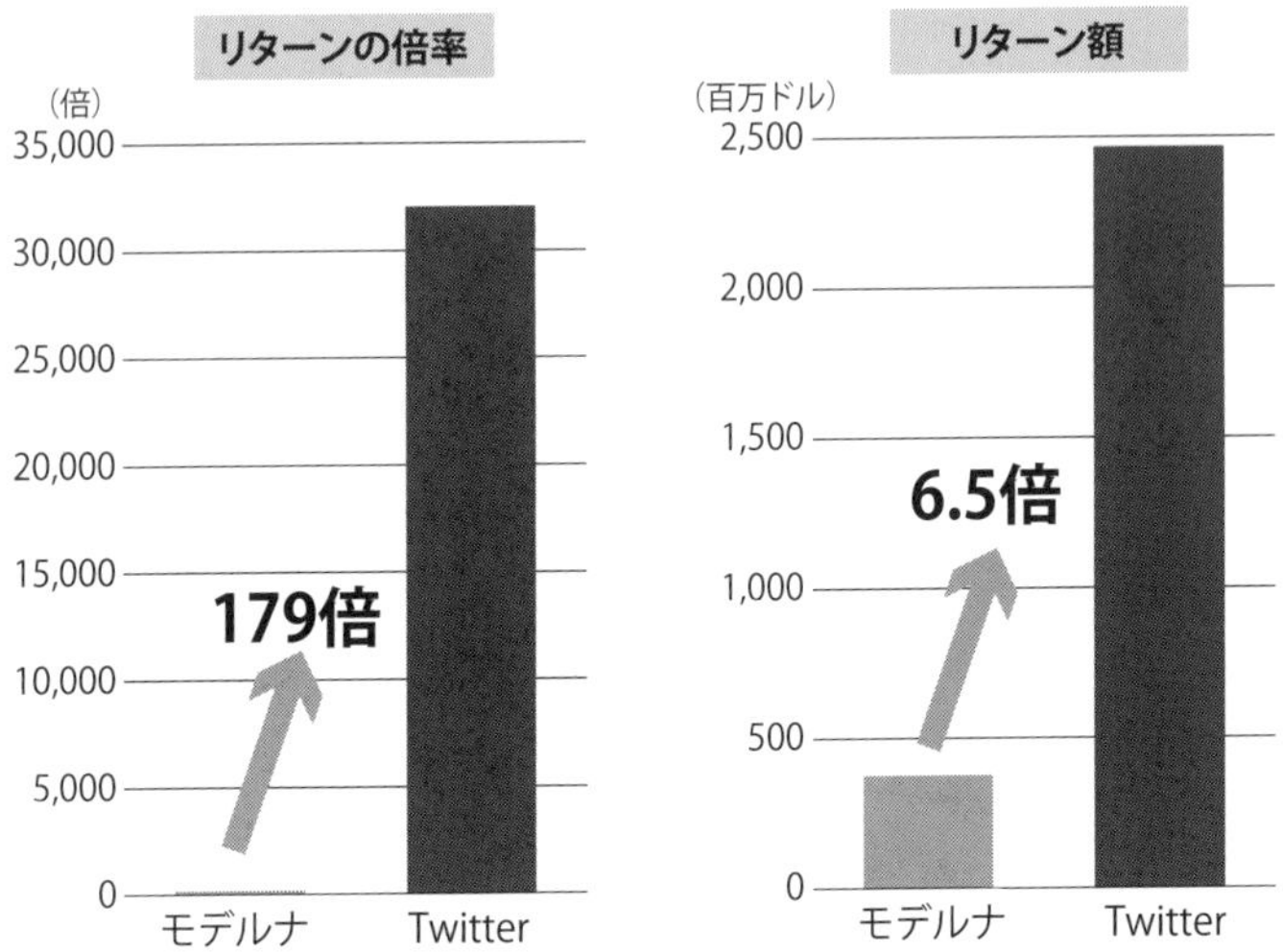

図5-10　リターンの倍率とリターン額　出典：Bay Bridge Bio

た。

一方、Snapに対する初期投資額はわずか50万ドル強に過ぎず、リターンの倍率こそ１１２４倍であれ、リターン額としては５億７７００万ドルに留まりました。Twitterの場合は、リターン倍率は３万２０５０倍なのですが、初期投資額が10万ドルにも満たないため、リターン額は24億６７００万ドルでした。リターンの倍率はモデルナの１７９倍にもかかわらず、リターン額にするとわずか６・５倍なのです。

ＩＴベンチャーへの投資では「ベーブ・ルース効果」と呼ばれる法則があります。ベーブ・ルースは最も豪快な三振をする打者の一人でしたが、ひとたびバットに当たれば特大のホームランを打つため、偉大な打者として賞賛されています。

つまり、記憶にも記録にも残るのは豪快なホームランのほうであり、その前の打席の三振にはさほど目が向かないのです。同様に、ＩＴ投資ではホームラン狙いの投資手法が良いとされています。米国の機関投資家であるHorsley Bridge Partnersの統計によると、ＩＴに投資をするＶＣの投資リターンの60％は、たった４・５％の投資額から生み出されています。

そこでは、どれだけ大きなホームランを打つかが重要で、先ほどの１０００倍や3万倍の話は別次元の話ですが、リターンが20倍の案件を当てれば優れたＶＣ、70倍の案件であれば偉大なＶＣになるのです。

ＶＣ主導でバイオベンチャーを設立する「カンパニークリエーション」

一方、バイオベンチャーへの投資の場合、リターンが何十倍という案件はそうそうありません。しかし、しっかりとしたサイエンスの目利きを行えば、ＩＴベンチャーほど不確実性が高くはありません。そのため、米国を中心に、バイオベンチャーを設立する前の段階で研究開発リスクを徹底的に精査してから、ＶＣ主導でバイオベンチャーを設立する「カンパニークリエーション」という手法が流行っています。

モデルナも、このカンパニークリエーションによって設立された案件になります。カンパニークリエーションについては、第6章で説明します。

データで読み解く日米のベンチャー投資額の違いとその背景

現在、日米のＶＣ投資額には大きな差があります。日米それぞれのＶＣ投資の状況を、データで俯瞰《ふかん》していきましょう。

ベンチャー投資の起源は鯨油獲得のためのビジネスだった

ハーバード・ビジネス・スクールの教授であるトム・ニコラスの著作『ベンチャーキャピタル全史』（新潮社）によると、米国におけるベンチャー投資の起源は19世紀における捕鯨船ビジネスまで遡るそうです。

当時、鯨油は灯油や潤滑油などとして幅広く利用されていたため大変重宝され高値で取引されていました。その一方で、鯨油を取るための捕鯨船による年単位で臨む長期航海はまさに命がけであり、大きなリスクと膨大なコストが伴いました。そうして成功したごく一握りの捕鯨船が莫大な富を生み、失敗に終わった捕鯨船全体をカバーするという構造は、まさに現代のベンチャー投資に映ります。

ここでは、捕鯨船がベンチャー、捕鯨船航海に投資をしたい富豪が機関投資家、捕鯨船と富豪とをつなぐエージェントがＶＣです。

現存するＶＣの起源という意味では、米国では１９４６年にハーバード・ビジネス・スクールなどによって３億５０００万ドルで設立されたＡＲＤ（American Research&Development Corporation）、日本では１９７２年に京都経済同友会のオムロン、ワコール、京都銀行などを中心に設立されたＫＥＤ（京都エンタープライズ・デベロップメント）とされています。

米国ではＡＲＤ設立から76年、日本ではＫＥＤ設立から50年が経ちましたが、２０１０年代はまさにＶＣが世界的に大きく発展した10年間といっても過言ではないでしょう。その背景には、長く続いた好景気が挙げられます。機関投資家は余剰資金の投資先の一つとしてＶＣに資金を提供し、資金調達環境が良い中で多くのベンチャー企業が成功を収めました。

米国ではベンチャー投資額もＶＣ数も２０１２年以降右肩上がり

全米ＶＣ協会によると、米国のベンチャー企業への投資額は２００８年のリーマン・ショックが落ち着きを見せ始めた２０１２年から順調に拡大し、２０２１年にはコロナ禍にもかかわらず急伸し、２０１２年の８倍、前年の２０２０年の２倍に当たる３３２８億ドル（46・５兆円）にまで伸びています。

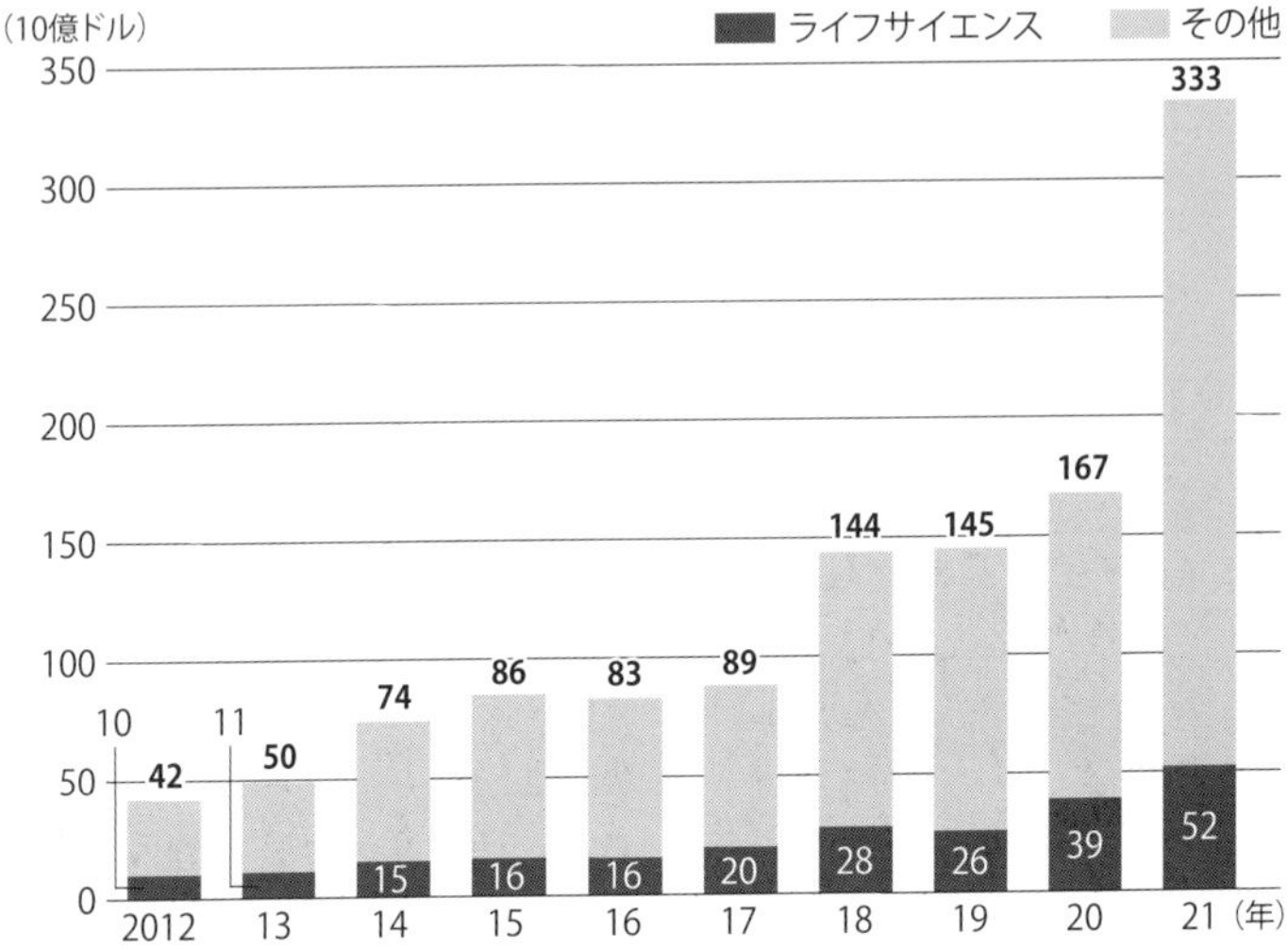

図5-11　米国のベンチャー投資額　出典:NVCA「NVCA 2021 Yearbook」

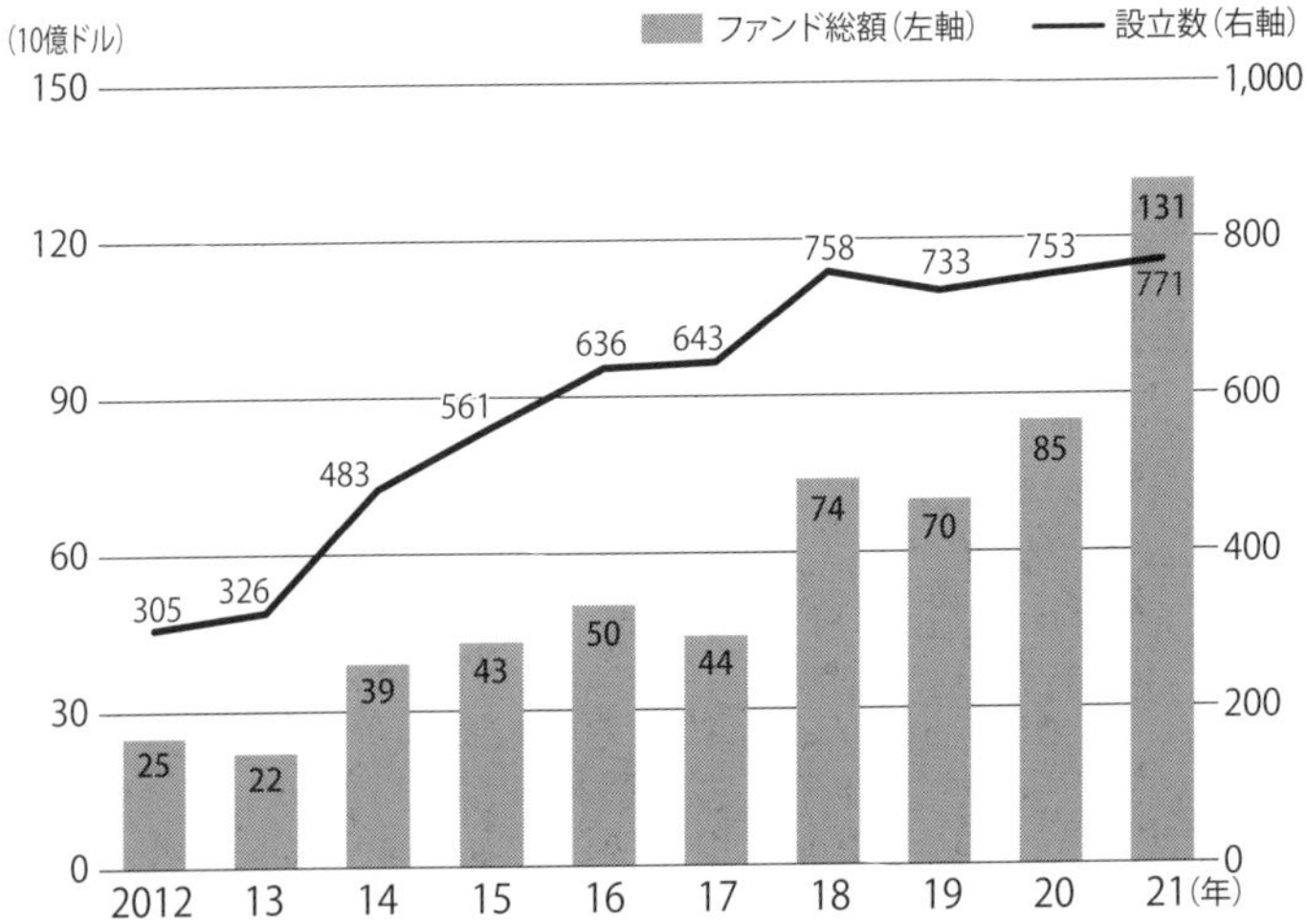

図5-12　米国のファンド設立数とファンド総額

出典:NVCA「NVCA 2021 Yearbook」

うち、バイオベンチャーを含むライフサイエンスへの投資額は５１８億ドル（７・２兆円）と、全体の16％余りを占めています。なお、この金額は、米国のＶＣのみならず、米国外のＶＣや事業会社などによる投資金額も含みます。

また、２００７年に９８７社を数えたＶＣは、２０２１年には２８８９社と約３倍にまで急増しています。同時期には、ＶＣによるファンドの設立数も急増しています。

２０２１年には２０１２年の倍以上に当たる７７１本のファンドが設立され、そのファンド総額は１３１２億ドル（18・３兆円）にものぼります。

日本のバイオベンチャーへの投資額は米国の１００分の１以下

一方、日本では、ユーザベース社の「Japan Startup Finance 2021」によると、データのある２０１２年以降、ベンチャー企業への投資額は米国同様に急伸しており、２０２１年には約10年で12倍に当たる７８０１億円にまで増えています。うち、ライフサイエンスへの投資額は６３６億円を占めています。

日本のＶＣによるファンド設立数も急増し、２０２１年には１０３本のファンドが設立され、その総額は４１８５億円にものぼります。

しかし、２０２１年の数字を用いて比較をすると、米国のベンチャー企業への投資額46・5

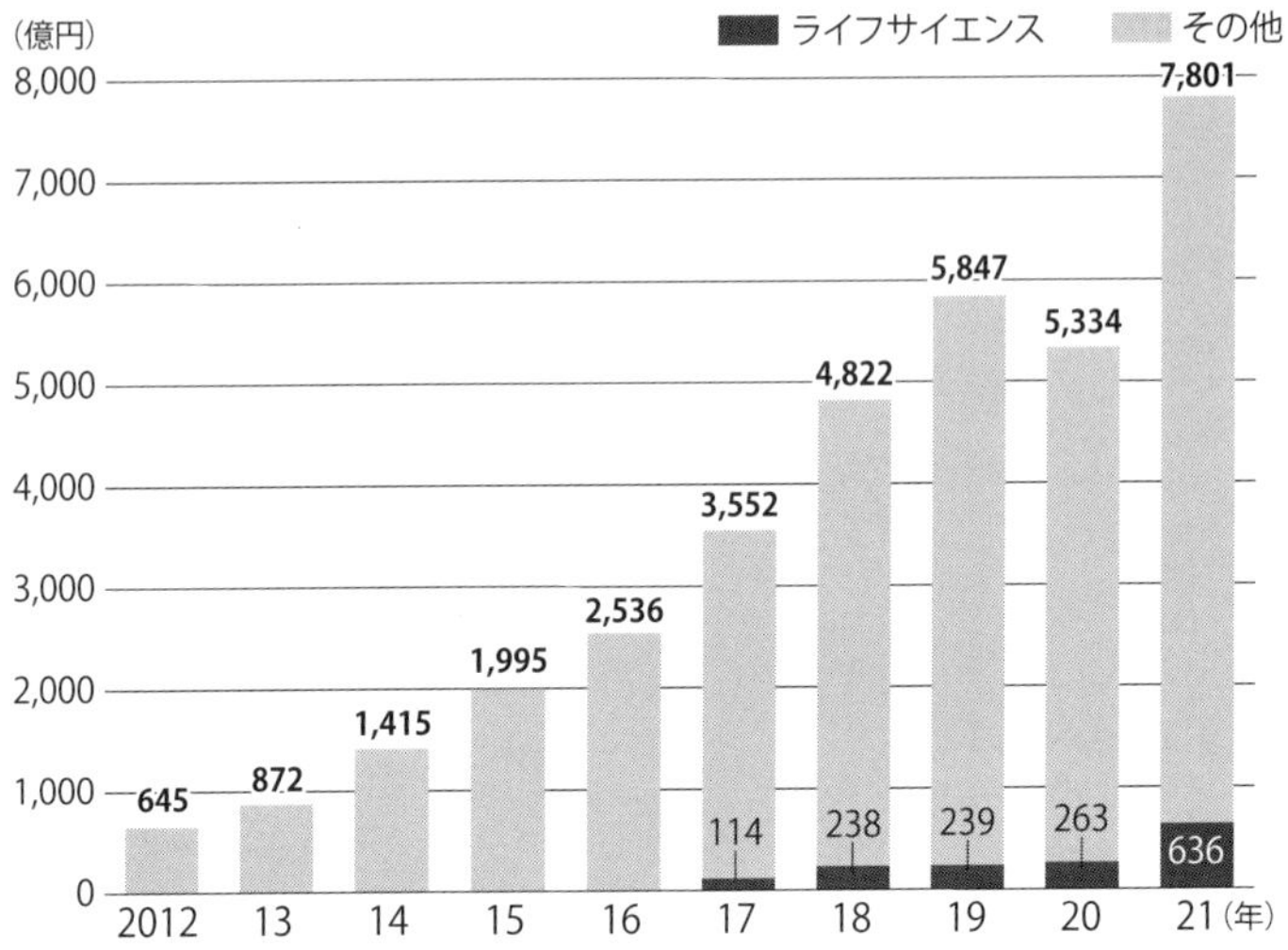

図5-13　日本のベンチャー投資額　出典：Japan Startup Finance 2021

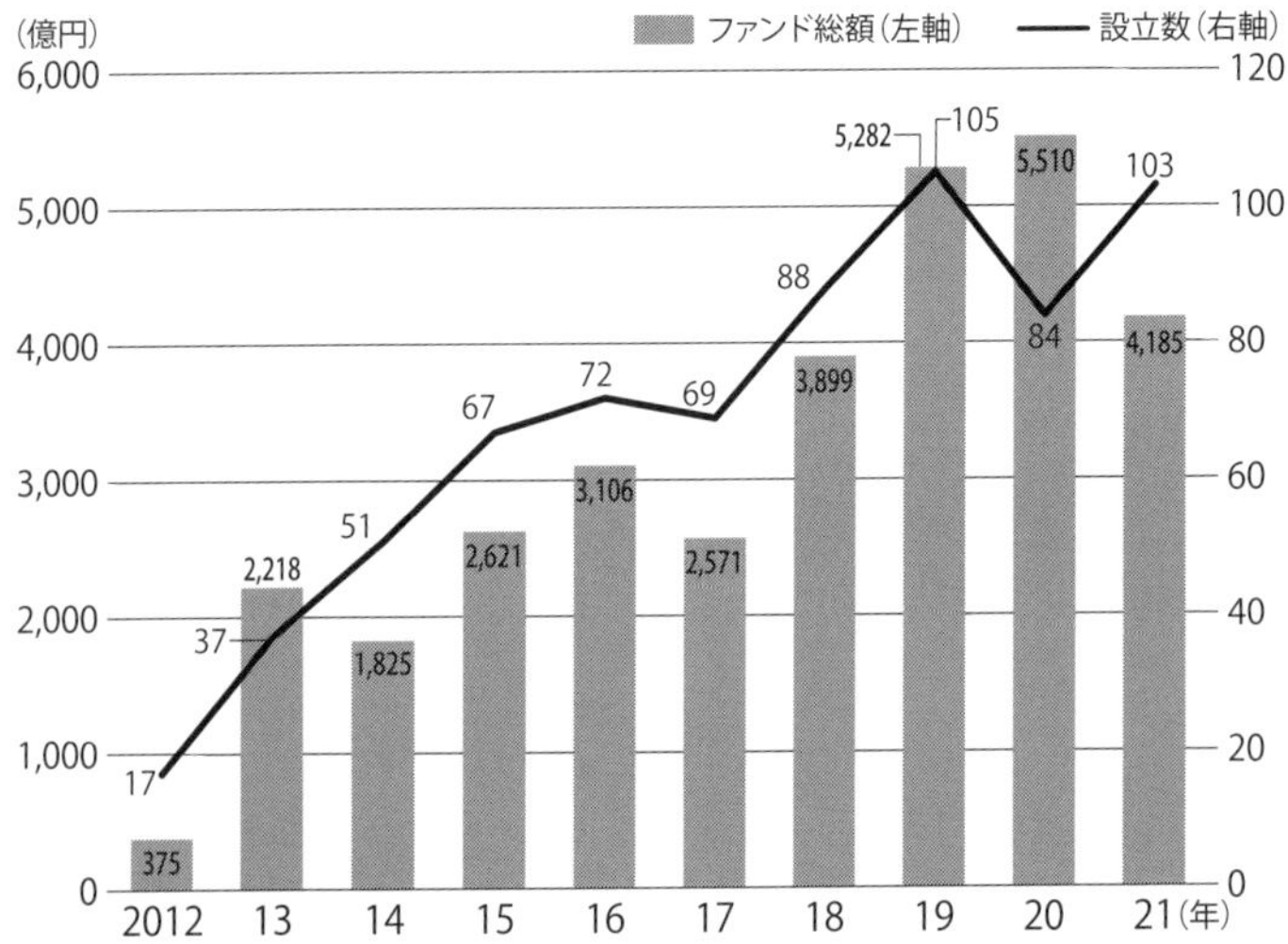

図5-14　日本のファンド設立数とファンド総額　出典：Japan Startup Finance 2021

兆円に対して日本のベンチャー企業への投資額はその60分の1に当たる7801億円と大きく差を開けられています。ライフサイエンスだけを見てみても、米国の7・2兆円に対し日本はわずか636億円と100分の1以下に留まります。

ベンチャーは資金が入ればそれだけ成長に直結するので、ベンチャーへの資金供給量がベンチャーの成長曲線に直結します。不確実性が高い事業に対して、リスクマネーを投下して一気に製品やサービスを創り上げるのがベンチャーの本質です。日本からバイオベンチャーの上場が少ないばかりかユニコーン（ユニコーンについては306ページのコラム参照）が登場しないのも、この資金供給量の少なさが一つのネックになっています。

米国では基礎研究フェーズから巨額の投資を行う

例えば、米国において2018年以降に上場したバイオベンチャーが過去の資金調達でどのくらいの資金を集めていたのかを、シリーズA（基礎研究フェーズ）、シリーズB（非臨床フェーズ）、シリーズC（臨床フェーズ）、IPO時で示すと次ページの図5-15の通りになります。各フェーズにおいて数十億円から100億円を超える資金調達を行っていることが分かります。

日本の場合、基礎研究資金を賄うシリーズA、非臨床試験の費用を賄うシリーズBの資金調

(百万ドル)	シリーズA	シリーズB	シリーズC	IPO
平均値	58	83	96	156
中央値	44	75	83	128

図5-15　米国バイオベンチャーの資金調達額　出典：Bay Bridge Bio

達に関してはこの10分の1くらいのイメージでしょう。臨床開発の資金を賄うシリーズCについては、そこまで大きな差ではありませんが、それでも米国の3分の1から5分の1程度です。

シリーズA、シリーズBのほうが日米での差が大きい理由として、米国では、資金のかかる臨床開発に進む前の段階でお金、人員、時間をかけて徹底的に技術を磨き、治験を見据えた疾患を選定し、より大きな資金が必要となるシリーズCの前に不確実な要素を減らしていることが考えられます。

こうして、米国バイオベンチャーの場合は、基礎研究フェーズから巨額の研究費をかけて技術開発を多角的に行うことができます。また、様々な疾患領域に対する創薬シーズを作り何本もの治験を同時に走らせることができるだけの資金があります。

一方、日本のバイオベンチャーの場合には、潤沢な資金がないので、技術開発の方向性を絞り、最も成功確率が高そうな疾患メカニズムに絞って研究資金を集中投下する必要があります。治験も同時にはせいぜい1本か2本しかできません。

ここから5年、10年で国内ベンチャーが躍進するには

日本のＶＣ業界は米国に比べて20～30年遅れているとよくいわれます。実際に、日米最初のＶＣであるＡＲＤとＫＥＤの設立も26年違いました。今のファンドの源流となる投資事業有限責任組合の組成も、米国が１９６０年頃であったのに対して日本では１９８２年制定、新興企業向けの取引所についても、米ＮＡＳＤＡＱが開設されたのが１９７１年、日本の東証マザーズが開設されたのが１９９９年でした。

米国で１９８０年前後に行われたＶＣに関わる一連の規制改革に遅れること約20年、日本でも１９９７～１９９９年にわたってエンジェル税制やストックオプション制度の導入、大学等技術移転促進法の制定、有限責任組合法の施行がなされています。

ベンチャー投資額でいえば、日本の２０２１年の７８０１億円という数字は、米国のＩＴバブルの前の１９９５年頃の金額と同様です。一方、米国でのベンチャーブームもあり、機関投資家からこれまで投資対象となるアセットクラスとして注目を浴びてこなかったＶＣへの資金流入も増えています。

過去10年を見れば、ベンチャー投資額は米国を上回るスピードで伸びていますし、ベンチャーに対する助成金も10年前とは比べ物にならない水準にまで増えています。また、２０２２年は岸田政権の国家戦略でもスタートアップ元年と位置付けられ、５年後にはベンチャーへの投

資額10兆円を目標とし、ユニコーン100社創出が掲げられています。

19世紀に捕鯨船への投資で成功した富豪たちは、その後の工業化の時代で躍進し、金融や資本市場の基盤を築き上げてきました。現代では、GAFAM、モデルナに代表されるような、世界を席巻する企業は、もともとVCから出資を得ていたベンチャー企業でした。

日本でも日進月歩とはいかないまでも、着実にベンチャーへの注目と、ベンチャーを取り巻く環境は発達しています。この流れを元年で終わらせず、ここからの5年、10年をベンチャーにとっての飛躍のきっかけにしていかなければなりません。

セクターフォーカスファンドとジェネラルファンド

ベンチャー投資において、投資領域を、例えばバイオなど一つの領域に特化しているファンドを「セクターフォーカスファンド」と呼んでいます。反対に、領域を特化せずにITにもバイオにも投資を行うファンドを「ジェネラルファンド」と呼びます。

セクターフォーカスファンド、ジェネラルファンドそれぞれに特色があり、どちらのファンドのほうがより高いリターンを出す可能性があるのかは、市場環境はもちろんのこと、投資戦略やファンドのキャピタリストが持つ能力によっても異なってきますので一概には言えませんが、検討する上でのポイントについて整理してみましょう。

リターンの源泉はα＋βで考える

セクターフォーカスファンドとジェネラルファンドについて話をする前に、ＶＣのリターンの源泉について少しお話しします。一般的に投資で得られるリターンＲは以下の通りα（アルファ）とβ（ベータ）の２つの要素に分解することが可能です。

$$R = \alpha + \beta$$

まず先に、βとは市場からもたらされるリターン、すなわち対象となる市場全体が上がったり下がったりしたことによるリターンを表します。一方で、αはβでは説明のつかない、すなわち市場の上げ下げとは関係ない、それぞれのＶＣの投資戦略や個別の投資先選定によってもたらされるリターンを指します（市場全体の値動きに対する感応度をβとする場合もありますが、ここでは市場からもたらされるリターンのことをβとします）。

国内の上場株式への投資に置き換えれば、日経平均のリターンがβ、ファンドマネジャーが投資戦略を策定し、投資を行う株式の銘柄を選定することによって日経平均を上回る（下回る）リターン部分がαになります。

ベンチャー投資の世界に話を戻して具体的な数字の例を挙げてみましょう。

あるVCが運営するファンドのリターンが50％であったとします。このファンドと同期間において、ベンチャー投資の市場全体がもたらす平均的なリターン（≒VCが挙げる平均的なリターン）が10％、すなわちβが10％であったとすると、残りの40％はこのVCによる戦略や投資案件の選定によるリターンであり、この40％がαということになります。

経営に深く関与し成長をサポートするのもαの源泉

さて、αは戦略や個別の投資先選定に依存するとお伝えしました。上場株式への投資であってもベンチャー投資の場合であっても、優れた投資先を見つけるということでは同じです。両者の違いは、ベンチャー投資の場合、有望なベンチャー企業があったとしても、彼らの資金調達額は限られるため、そこに投資を行いたい全てのVCが投資を行えるわけではないということです。そのため、他社よりも先んじて優れた案件の情報を掴み、目利きを行って、投資対象となるベンチャー企業にいち早くアプローチしなければなりません。

また、アプローチができたとしても、条件が折り合わなければ、必ずしも投資に至るわけではありません。もしくは、良質な案件ほどインナーサークルで行われるため外に情報が出ないので、他のＶＣと良好な関係を構築して、協調投資の輪に加わることが必要になります。

いざ投資判断を行う時になると、上場株式と違ってベンチャー企業の情報は限定的であり、かつ財務等の一般的な経営指標の情報よりも技術に偏った専門的内容を読み解く必要があるため、その分野に精通していることが必要です。

投資後のハンズオン、すなわち、投資したベンチャー企業の経営に深く関与し成長をサポートする能力もαの源泉となります。様々な経験値とネットワークを持つベンチャーキャピタリストであれば、ベンチャー企業に的確な指示やアドバイスを提供したり、自身が持つネットワークからベンチャー企業にとって必要な人材を引き合わせたりといったことが可能です。

こうして、彼ら一握りの優秀なキャピタリストは再現性を持って高いαを生み出すことが可能ですし、そうしたキャピタリストのもとには優良な案件が集まってきます。

これらのことからも分かるように、ベンチャー投資において高いαを獲得できるかどうかは、キャピタリストの貢献によって変わってくる変数でもあるため、ＶＣの成功を分ける生命線といえます。

なお、ベンチャー企業の成長ステージとの関連においては、シードやアーリーといった、より早期のベンチャーのほうが支援する介入ポイントが多くなります。そのため、ＶＣにとっては早期のベンチャーへの投資のほうが、より大きなαを獲得できるチャンスが多くなります。

βはコロナ禍以降、プラスのリターンを取れる環境にない

ベンチャー市場全体がもたらすリターンを表すβですが、コロナ禍以降の景気の踊り場〜後退局面においては、放っておいてもプラスのリターンを取れるような環境にあるとは思えません。また、国内のベンチャー市場に目を向けると、ベンチャーエコシステムなどは米国を始めとする他国と比べても、優位な環境にあるとはいえません。

そのため、ベンチャー投資においては、市場全体についても考慮しなくてはいけませんが、その数値を心配するよりは個別の案件に紐づくαをどれだけ獲得できるかを主体に捉えるべきです。

前述の通り、現在の環境下においては、ベンチャー市場全体、すなわちβにあまり期待できないこともあり、戦略や投資先選定、ハンズオン支援によるリターンであるαを取りに行く必要があります。1つのホームラン案件が全体の半分以上の利益を稼ぎ出すといわれるベンチャー投資においては、そもそも好景気な環境下であったとしてもαのほうが重要になります。

そのため、一つの分野に特化して目利きをすることができ、専門的なハンズオンを行うことが可能なセクターフォーカスファンドのほうが、一般的には有利になると考えられます。実際

に米国では、84％のファンドがＩＴもしくはライフサイエンスのどちらかに軸足を置いており、ジェネラルファンドに該当するようなファンドは多くありません。

それではなぜ、ジェネラルファンドが存在するのか。それは、ジェネラルファンドのほうが投資対象を様々な領域に分散して投資を行っているため、リスク分散の観点においてはリターンの安定性が増すからです。

例えば、何らかの事件などを引き金に業界不信が生じ、バイオベンチャー業界全体の資金調達環境が不調になり、ひいてはバイオベンチャー各社の成長が思うように進まなくなったとしても、ＩＴなどの分野にも投資を行っていれば総倒れを回避することができます。

実際に、機関投資家目線ではジェネラルファンドのほうが好ましいという意見をよく耳にします。

ただし、私の見解としては、これまでのところバイオベンチャー、ＩＴベンチャーそれぞれに投資を行うことで分散効果が得られるかというと、どちらの領域もベンチャー全体の市場と連動しており、ベンチャー市況が良い（悪い）時にはバイオベンチャーもＩＴベンチャーも総じて良い（悪い）ということが多いように思います。

また、特にバイオベンチャーについては、医薬品を開発するという性質上、景気によらず常にニーズが存在するため、コロナ特需のようなアップサイドこそあれ、個別のバイオベンチャーの研究開発における進捗のほうが重要なのは言うまでもありません。

さらに、日本では投資額ベースで約53％がＩＴ領域であるため、ジェネラルファンドの枠組みであったとしても、結局ＩＴへの投資割合が大きなウェイトを占めるようなケースも多く見られます。

領域の異なる複数のセクターフォーカスファンドに投資も

その一方、ジェネラルファンドでありながら、バイオに精通した人材、ＩＴに精通した人材それぞれの専門家を持ち合わせ、どちらの領域も高いαの獲得を目指しているようなファンドもあります。米国ではジェネラルファンドが少ないと言いましたが、規模の大きなＶＣでは、バイオとＩＴとそれぞれ独立した専門チームを持つことで、領域を分散して投資を行います。

きちんとリスク分散をしながらも、それぞれの領域で専門性を有して高いαを目指すようなファンドもあるのです。

日本では、このようなＶＣはまだまだ数が多くないので、ＶＣファンドに出資をする機関投資家の立場ならば、一つのジェネラルファンドでリスク分散とリターンを目指すのもいいですが、領域の異なる複数のセクターフォーカスファンドに出資をすることで、リスク分散をしながら各ファンドの専門性を活かしたリターンを取りにいくという戦略も、一考の価値ありでしょう。

ＶＣ以外の投資対象、アセットクラスとリターン

資産運用を行い、運用益の獲得を目指す機関投資家にとって、世の中には様々な投資対象があります。

われわれＶＣもその投資対象としての一つの種類であり、数ある投資対象から自分たちを選んでもらわなければなりません。では、ＶＣ以外にはどのような投資対象があるのでしょうか。

伝統的資産とオルタナティブ資産

投資対象の資産の種類のことを、アセットクラスと呼びます。アセットクラスのうち、国内株式、国内債券、外国株式、外国債券の４つが「伝統的資産」と称されます。

一方、伝統的資産以外の投資対象を「代替ないしは新しい」という意味で「オルタナティブ資産」と呼び、農作物、鉱産物、不動産、ファンド、金融派生商品など様々な対象が含まれま

す。ＶＣもオルタナティブ資産に含まれます。

オルタナティブ資産の多くは、個人投資家が購入できるものではありません。ですから、一般の方々にはあまり馴染みがないでしょう。伝統的資産以外が全てオルタナティブ資産とされるため、その種類は多岐にわたります。その中から、オルタナティブ投資に特化した調査会社であるPreqin社のレポートに掲載される、代表的なオルタナティブ資産について取り上げます。

・ＶＣファンド

創業まもなく、高い成長が見込まれる未上場企業に投資を行い、株式を保有します。未上場企業が成長し、ＩＰＯやＭ＆Ａの際に保有している株式を売却することで利益を求めます。

・バイアウトファンド

未上場企業に投資を行い、株式を保有します。ＶＣと比較して、成熟期以降の会社に投資し、非効率な既存事業をリストラして付加価値を生み出します。その後、ＩＰＯやＭ＆Ａにより保有している株式を売却することで利益を求めます。

・ヘッジファンド

主に伝統的資産や、金融派生商品などを対象に様々な投資手法で運用を行い、相場の上下動にかかわらず運用益を求めます。

・不動産

ＲＥＩＴ（不動産投資信託）などへの投資のほか、物流施設、オフィス、賃貸住宅、商業施設などに投資を行っている不動産ファンドへの投資により利益を求めます。

・インフラストラクチャー

再生可能エネルギー、石油パイプライン、鉄道、通信、電気、ガスなどのインフラ事業への投資を通じて、その値上がりによる利益を求めます。

・プライベートデット

相対的に信用力の低い企業に対して、標準よりも大幅に厳しい条件で融資を行うことにより利益を目指します。

・**天然資源**

金やプラチナ、石炭、原油などの天然資源への投資を通じて、その値上がりによる利益を求めます。

オルタナティブ資産への投資意欲は高まっている

一般的に、オルタナティブ資産は伝統的資産との相関が低くなる傾向があり、各々の異なる特性から、投資ポートフォリオに組み込むことで投資リスクを分散する効果が期待できます。また、流動性が低く、ボラティリティ（価格変動の幅）が高いため、伝統的資産と比較して期待リターンも高いとされています。

2021年のPreqin社のレポートでは、日本の機関投資家による各アセットクラスへの投資配分を見ると、伝統的資産への配分が8割、オルタナティブ資産への配分が2割とされています。この水準は他の多くの国でもほぼ同様です。

しかしながら、経済情勢や政治局面などが近年世界的に急速に変化していることやパンデミックを背景に、投資配分の8割を占める伝統的資産による投資リターンの低下が予想されています。よって、高いリターンを確保するために機関投資家によるオルタナティブ資産への投資意欲が高まっている結果、世界におけるオルタナティブ資産の運用残高は2021年の13兆ド

	リターン(IRR)		
	過去3年間	過去5年間	過去10年間
VC	30.5%	23.2%	17.0%
バイアウトファンド	24.2%	21.0%	17.0%
不動産	8.5%	9.7%	11.6%
プライベートデット	8.0%	8.0%	9.3%

図5-16　世界におけるオルタナティブ資産のパフォーマンス

出典：Pitchbook Data

ルから２０２６年には23兆ドルへと、年率15％の高い水準で拡大していくと見込まれています。

世界的な資産運用会社ＰＩＭＣＯによると、今後10年間、伝統的な運用によるリターンは年率４％程度になると予想されています。一方、市場データを提供するPitchbook Data社によると、近年のオルタナティブ資産のパフォーマンスは好調で、図５‐16の通り高いリターンを上げています。

少数の成功しているＶＣが業界全体を牽引

投資の世界では、リターンとリスクは表裏一体とされています。ここでいうリスクとは、リターンのばらつきのことを表します。図５‐16では、過去のＶＣのパフォーマンスは伝統的資産や他のアセットクラスと比べても高いですが、実は各年でのＶＣにおけるリターンのばらつきも大きくなっています。さらには、どのＶＣに投資するかによるリターンのばらつきも、他のアセットクラスと比較して大きくなります。つまり、成功しているＶＣと、そうでないＶＣの差が大きいのです。

米国の著名なＶＣであるアンドリーセン・ホロウィッツのマネージング・パートナーのスコット・クポールも、その著書『ＶＣの教科書』（東洋経済新報社）の中で、各ＶＣのリターンは正規分布にならず、少数の成功しているＶＣが業界全体のリターンの大部分を上げていると話しています。

その理由として、一度ベンチャー企業の成功を支援したという評判を築いたＶＣのもとには、その後も成功したいと思う多くの起業家が集まってくることを挙げています。例えば、あるＶＣがAmazonやGoogleに投資をしてきたのならば、つぎのAmazonを目指す起業家は、「そのＶＣから出資を得ることで成功の可能性が高まる」と考えるのです。

また、彼は著書の中で、ＶＣによる投資には勝者が少ないということを述べています。すなわち、高い成長が見込まれるベンチャー企業があったとしても、そこに投資ができるＶＣは１社、ないしは一握りに過ぎないということです。反対に、伝統的資産である上場株式への投資であれば、多くの人がAmazonやGoogleに投資を行うことができるので、大勢が勝者になれるのです。

確かに、バイオベンチャーに投資を行う米国のＶＣを見ていると、一流と呼ばれる一握りのＶＣが高い再現性をもって投資先バイオベンチャーを成功に導いていることが分かります。

COLUMN

バイオテック分野には数多くのディープテックが存在

ディープテック（Deep Tech）という言葉をご存じでしょうか。

ディープテックとは、「科学的な発見や革新的な技術を駆使して、社会に大きなインパクトを与えることができる技術」のことです。

今、ディープテックはデジタルに代わるつぎの波として、企業や投資家から脚光を浴びている分野で、注目されると同時に、投資額も急伸しています。

ディープテックは、「今は深いところに（ディープ）眠っている技術（テック）」だけれど、「社会に深く根付いた問題（ディープ）を解決できる技術（テック）」などと高く期待されています。

ただ、どのような技術を指すのかについて明確な線引きがあるわけではありません。また、ある特定の分野を指しているわけではなく、バイオテック分野であってもＩＴ分野であっても、それが「社会に大きなインパクトを与えることができる科学的な発見や革新的な技術」であれば、ディープテックなのです。

モデルナが、革新的な技術を駆使して新型コロナウイルス感染症への対抗手段を作り上げたように、特にバイオテック分野には数多くのディープテックが存在するとされています。

＊

ディープテック研究者のコミュニティとビジネスコミュニティをつなげるフランスのＮＰＯにHello Tomorrowがあります。このＮＰＯと、大手コンサルティング会社であるボストン・コンサルティング・グループ（ＢＣＧ）が、２０１７年４月にディープテックに関する共同著書 *"From Tech to Deep Tech"* を発表して以来、様々な分析レポートを出しています。

それらによると、ディープテックの特徴は以下の通りとされています。

- 社会に与えるインパクトが非常に大きく、世界が直面する課題の解決策になり得る
- 基礎科学から製品が世に出るまでに、多額の投資額と長い時間がかかる

また、ディープテックは多様な分野に存在すると言いましたが、ＢＣＧとHello Tomorrowは、特に関連性が高く有望な分野として、以下の７つの分野を挙げていま

す。

- 新素材
- 人工知能（ＡＩ）
- バイオテクノロジー※
- ブロックチェーン
- ロボットとドローン
- 光技術と電子技術
- 量子コンピューター

※ここでいう「バイオテクノロジー」は、難病・疾患に対する革新的な医薬品などはもちろんのこと、広義の意味で農業・食料（品種改良・バイオ農薬など）、環境（バイオ燃料・生分解性プラスチックなど）なども含んでいます。

ＢＣＧとHello Tomorrowによると、これら7つの分野のディープテックベンチャーに対する全世界での投資額は、２０１６年から２０２０年の４年間に１５０億ドルから６２０億ドルへと約４倍に伸びています。

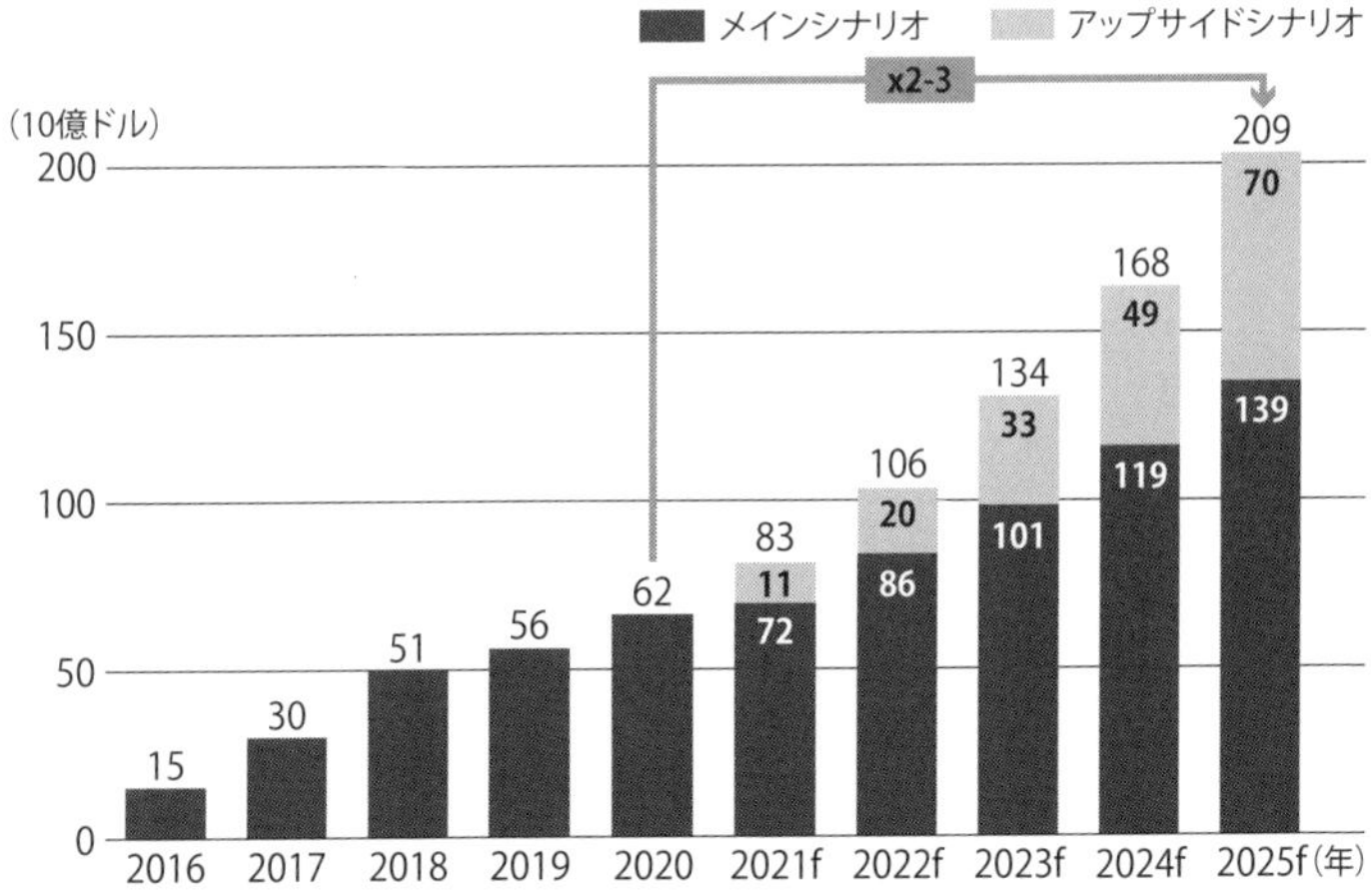

図5-17　ディープテックに対する投資額　出典：Hello Tomorrow、BCG（2021）

２０２０年のベンチャーへの投資総額が約３０００億ドルですから、全投資の20％程度がディープテックに向けられたものであることが分かります。さらに、２０２５年にはディープテックへの投資額は最大２０００億ドルを超える水準にまで伸びると見積もられています。

＊

つぎに、７つの分野において、ディープテックの定義に当てはまるベンチャーと、そうでないベンチャーに対する投資額を比較してみましょう。すると、図５－18の通り、いずれの分野においてもディープテックに当てはまるベンチャーのほうがより多くの投資額を得られています。バイオテクノロジーにおいては、ディープテックに当

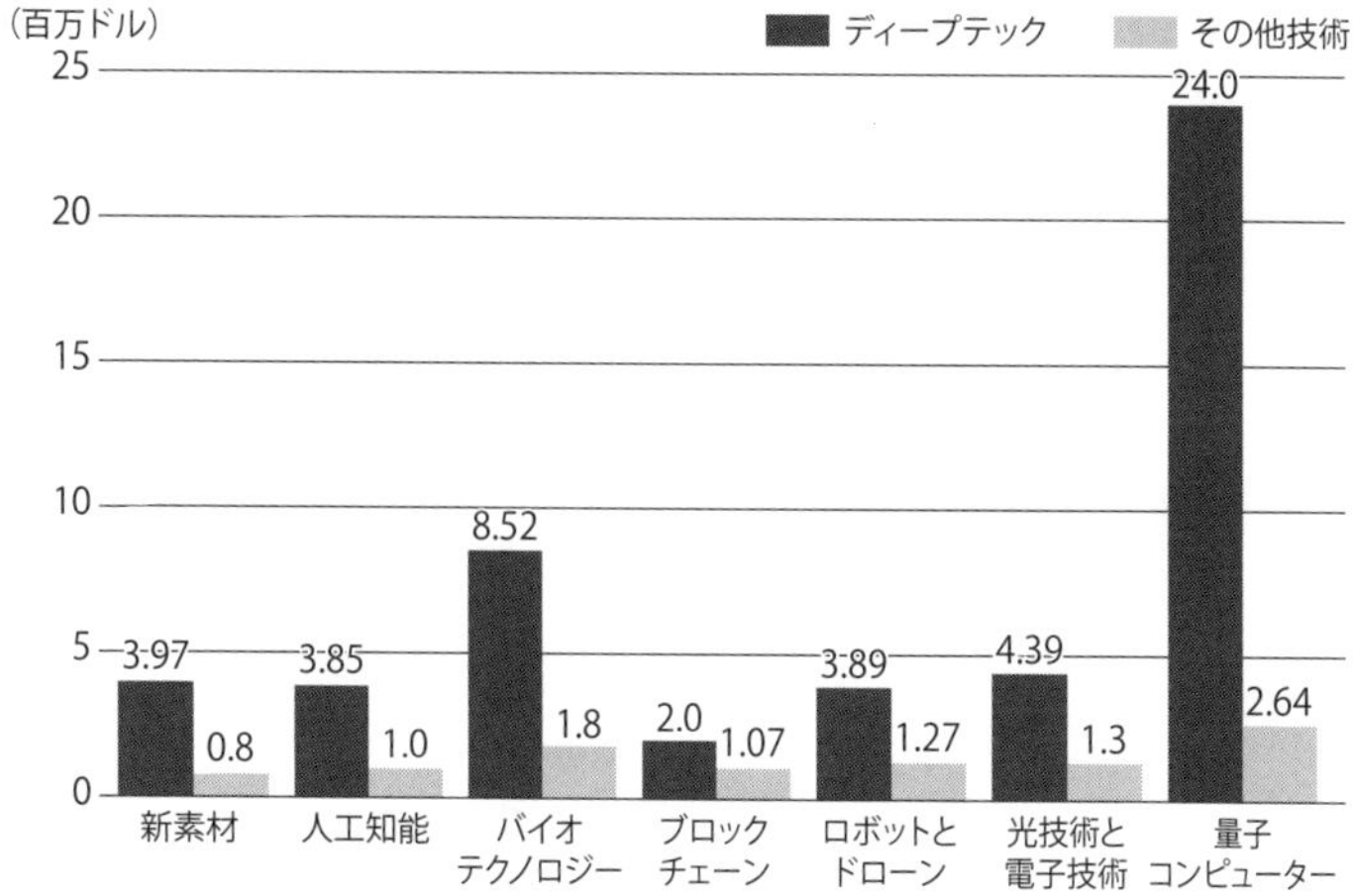

図5-18　1件当たり投資額の中央値　出典：Hello Tomorrow、BCG

てはまった場合、約5倍の投資額を得られています。

ではなぜ、製品化までに多額の投資額と長い時間がかかるディープテックに、より多くの投資が集まるのでしょうか。それは、ディープテックが「世界が直面する課題の解決策になり得る」からです。

２０１５年９月の国連サミットで、今では毎日のように耳にする、持続可能な開発目標（ＳＤＧｓ：Sustainable Development Goals）が採択されました。

ＳＤＧｓは、貧困、紛争、気候変動、感染症などの人類が直面する様々な課題について整理し、解決方法を考え、２０３０年までに達成すべき具体的な目標として掲げられた取り組みとして、17の課題と１６９

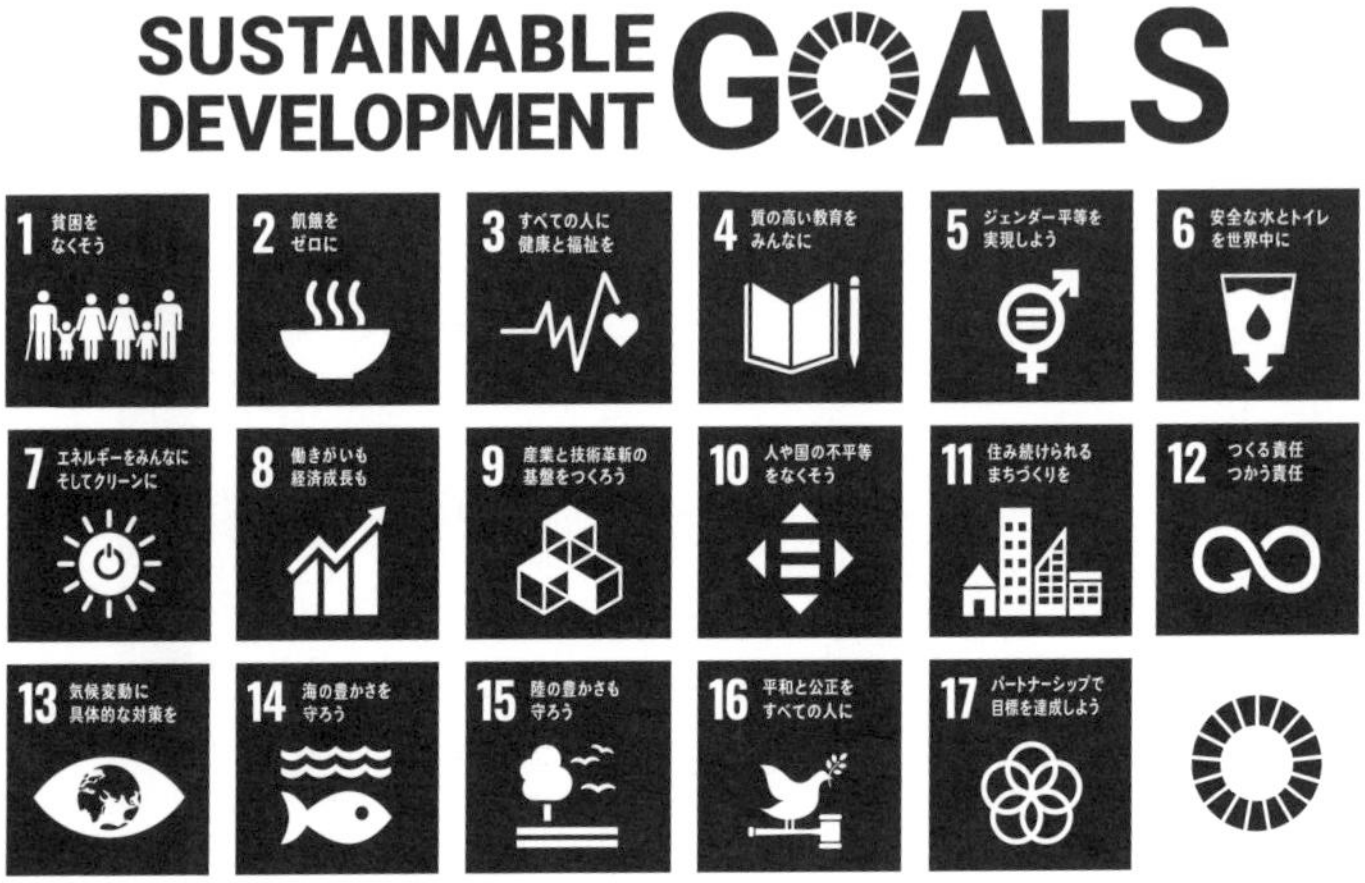
SUSTAINABLE DEVELOPMENT GOALS
1 貧困をなくそう
2 飢餓をゼロに
3 すべての人に健康と福祉を
4 質の高い教育をみんなに
5 ジェンダー平等を実現しよう
6 安全な水とトイレを世界中に
7 エネルギーをみんなにそしてクリーンに
8 働きがいも経済成長も
9 産業と技術革新の基盤をつくろう
10 人や国の不平等をなくそう
11 住み続けられるまちづくりを
12 つくる責任つかう責任
13 気候変動に具体的な対策を
14 海の豊かさを守ろう
15 陸の豊かさも守ろう
16 平和と公正をすべての人に
17 パートナーシップで目標を達成しよう

図5-19　SDGsの17の目標

のターゲットが設定されています。

今や世界中の様々な企業が自社の経営や事業に取り入れています。世界が直面する課題の解決策になり得るディープテックへの投資は、まさにSDGsに対する取り組みの一環として行われているのです。

＊

SDGsの17ある課題のうち、例えば、ディープテックを持つバイオベンチャーは「#3すべての人に健康と福祉を」や「#9産業と技術革新の基盤をつくろう」の課題への解決策を提供します。

すなわち、満足のいく治療法のない疾患に対して革新的な新薬を開発することが#3の、アカデミアに眠っている革新的技術を活用して創薬基盤を作ることが#9の取り組みに当たります。

ＢＣＧとHello Tomorrowは２０２１年のレポート「Meeting the Challenges of Deep Tech Investing」の中で、成功するディープテックのベンチャーに共通する４つのポイントを挙げています。

１．社会課題（ＳＤＧｓ）の解決に資する
２．現存する最善の技術であり、強固な特許を保有する
３．デジタルを活用しながらも、最終製品はソフトウェアではなくハードウェアである
４．ベンチャーエコシステムの中心で、様々なパートナーと連携している

この４つをバイオベンチャーに当てはめて考えてみましょう。

「１．社会課題の解決に資する」とは、すなわち満足のいく治療法のない（アンメットメディカルニーズの高い）病気に対する薬を開発するということです。コロナワクチンはもちろんのこと、例えばアルツハイマー病や、難治性がんなど多くの患者さんがいるにもかかわらず、その治療法が確立されていない病気の治療薬を開発するベンチャーなどが一例です。

「2．現存する最善の技術であり、強固な特許を保有する」とは、優れた技術を持つことにほかなりません。明確な競合優位性を持ち、それが強い特許で守られていれば、成功への羅針盤になります。忘れてはいけないのは、技術とニーズ（社会課題）のどちらも同じくらい重要だということです。技術だけ優れていても、その技術により解決できるニーズがなければ意味を成しません。優れた技術と重大なニーズが合わさった時に、大きな社会的インパクトを生み出します。

「3．デジタルを活用しながらも、最終製品はソフトウェアではなくハードウェアである」については、バイオベンチャーの場合、最終製品は医薬品ですからハードウェアに当たります。ここにデジタルを活用することで、研究開発を加速することができます。例えば、ロボットによって24時間ハイスループットスクリーニングが行えるようになりました。モデルナも彼らの科学的な技術に加えて、データサイエンスやAIなどのデジタルテクノロジーを融合させたからこそ、いち早くワクチンの開発を進めることができました。

「4．ベンチャーエコシステムの中心で、様々なパートナーと連携している」は、バイオベンチャーを成功に導くためには様々なパートナーとの連携が必要だということです。技術が高度になればなるほど、また多額の資金と時間が必要になればなるほど、多くの支援も必要になります。

もはやＩＴベンチャーの創業ストーリーのように、「数人の創業メンバーがガレージから起業して成功する」という状況とは異なるのです。

第6章

バイオベンチャーの成功確率を上げるために

VC主導でベンチャーを立ち上げる「カンパニークリエーション」

米国において、バイオベンチャーに投資経験のあるVCは200社以上あるといわれています。その中には、バイオベンチャーのみに投資を行うVCもあれば、様々な分野に投資を行うVCもあります。

さらに、非常に若い創設期のバイオベンチャーに投資を行うVCもあれば、成長して上場を見据えるようになったレイターステージのバイオベンチャーに投資を行うVCもあります。

VCが若いバイオベンチャーに投資を行う場合には、経営に深く関わる必要性があり、また様々な支援を行うのに手がかかります。その代わり、成功すればリターンは大きくなります。すなわち、ハイリスクハイリターンです。

一方、成熟したバイオベンチャーへの投資であれば、彼らは自走できるだけの機能を備えているので支援は必要最低限でよいでしょう。また、投資案件としては相対的にローリスクローリターンといえます。

VCには様々な投資スタイルがあり、その良し悪しの比較は単純にはできません。その時の株式市場が好調なのか？　そうでないのか？　どんな医薬品に人気が集まっているのか？　こういったことにも左右されますし、優れた案件との出会いにはセレンディピティという偶然も案外重要です。また、1つの特大ホームラン案件が、ファンドのパフォーマンスを極めて高く押し上げることもあります。

とはいえ、バイオベンチャー専門で投資を行う米国の著名なVCは、高い確率で投資案件を成功させ、ファンドとしても継続して優れたリターンを出しています。

VCが主導してバイオベンチャーを設立

近年、シード投資と呼ばれる、バイオベンチャーの創設期に投資を行うVCの多くが共通して行っているのが「カンパニークリエーション（もしくはカンパニーフォーメーションとも呼ばれます）」という手法です。すでに存在するバイオベンチャーに投資を行うのではなく、VCが自ら主導して、ゼロからバイオベンチャーを設立する手法です。

カンパニークリエーションを行うに当たり、VCはまず学会や論文、研究者ネットワークなどから起業前の優れた技術を見つけ出すところからスタートします。その後、起業準備として、技術を発明した研究者の先生と一緒に研究開発計画や事業戦略、資本政策などを練ります。

並行して、その技術が他の技術の特許に抵触していないかなど、技術の評価を行いながら、バイオベンチャーが技術の特許を自由に使えるように整理を行います。これらの見通しが立てば、いよいよバイオベンチャーを設立し、VCからシード投資を行います。

外部から社長となる人材を探してくることもありますし、初期の段階ではベンチャーキャピタリストが社長を務めるようなケースもあります。いずれのケースにおいても、いざ投資を行ってからもVCは、設立したバイオベンチャーを支援しながら二人三脚で成長を目指していきます。

成熟したベンチャーに投資をする場合と比較して、若いベンチャーに投資をすることはハイリスクハイリターンだと言いました。そのため、何もないところからベンチャーを作るカンパニークリエーションのほうが、さらにハイリスクにも思えますが、実際はそうとも限りません。

なぜカンパニークリエーションを行うのか

米国の著名VCである、Flagship PioneeringやThird Rock Venturesは、自分たちで案件をコントロールすることができるカンパニークリエーションの特性を最大限に利用して、再現性をもって同じ手法で何度もバイオベンチャーへの投資を成功させています。

第５章で書いた通り、ＩＴの世界では時には投資した額に対して１０００倍やそれ以上のリターンが返ってくるようなホームラン案件が存在します。そのため、ＩＴに投資を行うＶＣは、他の多くの案件で失敗したとしても、ホームラン案件を１つ当てればファンド全体としては大きなリターンを得ることができます。

他方、バイオの世界ではＩＴのように１０００倍になるような案件は、ほとんどありません。そのため、ＶＣは、ホームラン案件を狙うのではなく、投資する案件一つひとつについて成功確率を上げる必要があります。逆に言うと、それが可能であるのがバイオの領域なのです。

また、ＶＣは、すでに存在するベンチャーに投資をするのではなくカンパニークリエーションを行うことで、資本政策をゼロからデザインすることができ、保有するバイオベンチャーの株式の持ち分を大きくし、エグジットの時に獲得するリターンの最大化を目指すことができます。

カンパニークリエーションを行う時の７つのポイント

以下、カンパニークリエーションを行う上での重要なポイントを、成功確率の向上と、リターンの最大化の観点に分けてまとめます。

1. 技術リスクの前倒し
2. 不確実な要素を極力減らす
3. 経験のある経営者の採用
4. 臨床試験を見据えた疾患選択
5. 販売リスクの低減
6. 資本政策のコントロール
7. 効率的な資金の使い方

どうすれば成功確率を上げられるのか？

1. 技術リスクの前倒し

バイオベンチャーは、基礎研究、非臨床試験、臨床試験と、ステージが進むほど必要となる研究開発費も飛躍的に大きくなります。先のステージに進むほど技術の改良や、それに伴う開発品の軌道修正が全体にもたらす影響は大きくなり、ひいては必要資金と時間を余分に割かなければならなくなります。

つまり、最初に時間をかけて進む方向をしっかり見定めないと、途中からの軌道修正には大きなコストがかかるのです。そのため、初期投資の段階で徹底的に技術を磨き上げ、入念な検証を行ってから、より大きな資金が必要なステージに進むことで、失敗するリスクを可能な限り前に持ってくることができます。

2．不確実な要素を極力減らす

越えなければならないハードルが多いと、つまずく可能性も高くなります。画期的な技術ほど、まだ分かっていないことが多いものです。そのため、予想外の障壁にぶつかるかもしれません。さらに、開発する薬の対象として、モデル動物が存在しない疾患を選ぶと、ヒトに投与した時の予測ができませんし、病気の発症メカニズムが未解明な疾患を選ぶと、有効性をどんな指標で見たらよいか分かりません。このように不確実な要素が積み上がり、掛け合わされると、当然ながらどんどん成功確率が下がります。

技術が新しいのならば、対象疾患はメカニズムがよく分かっているものを選び、かつ有効性も簡単に測定できるものにすることで成功確率を上げることができます。不確実な要素は、設立するバイオベンチャーの一番重要なポイントに絞ります。

3．経験のある経営者の採用

経営陣の経営経験が未熟だと、不確実な要素となり得ます。ある程度確立された研究開発のステップに沿って事業を進めていくバイオベンチャーでは、創薬の経験と知識を持ち合わせ、チームをまとめ上げられる経営者を採用することで、経営や運営のリスクを最小化することができます。

4．臨床試験を見据えた疾患選択

臨床試験には、場合によってバイオベンチャーには工面が難しいほど大きな費用がかかります。そして、多額の費用を費やしたとしても、失敗してしまうリスクもあります。そのため、少数の患者で臨床試験を行える希少疾患や重篤な疾患、診断基準が明確かつ有効性を判断する指標が確立されているような疾患、薬がよく効く患者とそうでない患者を層別化できるようなバイオマーカーが存在する疾患を選ぶことで、臨床試験の費用を抑えるとともに成功確率を上げることができます。

5．販売リスクの低減

承認された時に市場がないような医薬品を開発しても、バイオベンチャーとしての価値は大きくなりません。医薬品を創れば患者さんにとってのベネフィットになるような、例えばニーズはあるのに未だ医薬品が開発されていない領域（競合他社がいない領域）を選ぶことが必要です。

また、バイオベンチャーは自社では販売部隊を持ちません。医薬品として承認されたとしても製薬会社へ導出を行い、販売してもらうことが必要です。そのため、最初からどの製薬会社が導出候補になるかを考え、場合によってはその製薬会社と一緒にカンパニークリエーションを行う、もしくは医薬品開発があるステージまで到達した時には買収してもらうような事前の取り決めを行うことも考えられます。

リターンを最大化する方法は？

6．資本政策のコントロール

カンパニークリエーションでは、既存のバイオベンチャーに投資をする場合と比べ、ＶＣが保有するバイオベンチャーの株式シェアは高くなります。数カ月から、場合によっては年単位の時間をかけて様々な事前準備を行い、自分たちで資本政策をデザインするためです。さらに、事業計画の中では、将来の必要資金額やそのタイミングなどもコントロールすることができます。これにより、エグジット時の保有株式数を大きくし、ひいては得られるリターンを最大化することができます。

7．効率的な資金の使い方

バイオベンチャーが医薬品を開発するには、大きな研究開発費が必要になります。1社のVCがその全てを拠出することは難しいため、エグジットまでのどこかのタイミングで他のVCからも出資を受けることになります。

一方、可能な限り資金を効率的に使うような事業計画を立てることで将来の資金調達額を減らすことができれば、VCは自身の株式シェアの希薄化を防げます。つまり、資金をかけずに成長することができれば、VCは自身の株式比率が高いまま上場を迎えるので、その分利益の割合も増えるのです。

必要資金を減らす方法としては、自社では必要最低限の研究開発人員のみを持ち、アウトソースによるバーチャルな運営を行ったり、小さな臨床試験が可能な疾患を選択したりします。

経験とビジネスの観点があるから成功を再現できる

どうしたら成功確率を上げられるのかという問いは、カンパニークリエーションでベンチャーを設立する場合に限らず、多くのバイオベンチャーにとって設立時に欠かせないポイントです。しかしながら、過去にバイオベンチャーを成功させたことのあるシリアルアントレプレナー（連続起業家）ならいざ知らず、大学の先生や研究者の方が初めてバイオベンチャーを設立する際には、これらの経験を持っているはずもなく、全てのポイントを抜け漏れなく網羅的に検討することは不可能です。

また、計画を実行するためには様々な知識やネットワークが必要になります。結果的に、いくつもカンパニークリエーションを行った経験を持ち、それができる能力を持ち合わせた一部のＶＣが再現性をもってバイオベンチャーを成功に導いているのです。

では、ＶＣがカンパニークリエーションを行うためにはどんな能力が必要なのでしょうか。次項では、カンパニークリエーションが可能なＶＣの条件について、お伝えします。

カンパニークリエーションができるＶＣの条件

米国最大の公的年金基金であるCalPERS（The California Public Employees' Retirement System：カリフォルニア州職員退職年金基金）は、積極的な資産運用を行う機関投資家の代表格で、その運用資産は４０００億ドル（56兆円）以上にのぼり（ちなみに日本の２０２２年度の国家予算は１０７兆円なのでその約半分に当たります）、彼らの投資戦略には世界から大きな注目が集まります。

CalPERSがVCへの投資を継続する背景

CalPERSは、2014年にヘッジファンドへの投資から撤退することを発表しました。それぞれのヘッジファンドが扱う金融商品が多様であるとともに、金融工学に基づいた複雑な運用手法を評価するのが難しいことから、どのヘッジファンドに投資すべきかを判断するのに多大なリソースとコストがかかることを理由として挙げています。

その一方で、CalPERSは、プライベートエクイティ（VCファンドとバイアウトファンド）に全運用資産の約8％を割り当てています。

アセットクラスごとに、ファンド間にどのくらいリターンのばらつきがあるかを示したのが図6－1のグラフです。これを見ると、VCはそのばらつきが非常に大きいことが分かります。つまり、ハイリスクハイリターンということです。元本以上のリターンを上げるVCファンドは全体の上位25～30％のみであるとされています。

他方、ヘッジファンドを見ると、ファンド間のばらつきはさほど大きくはありません。それにもかかわらず、CalPERSがヘッジファンドへの投資から撤退し、VCへの投資を継続しているのは、彼らには上位30％に入る優れたVCとそうでないVCの見分けが可能であるということを意味しています。

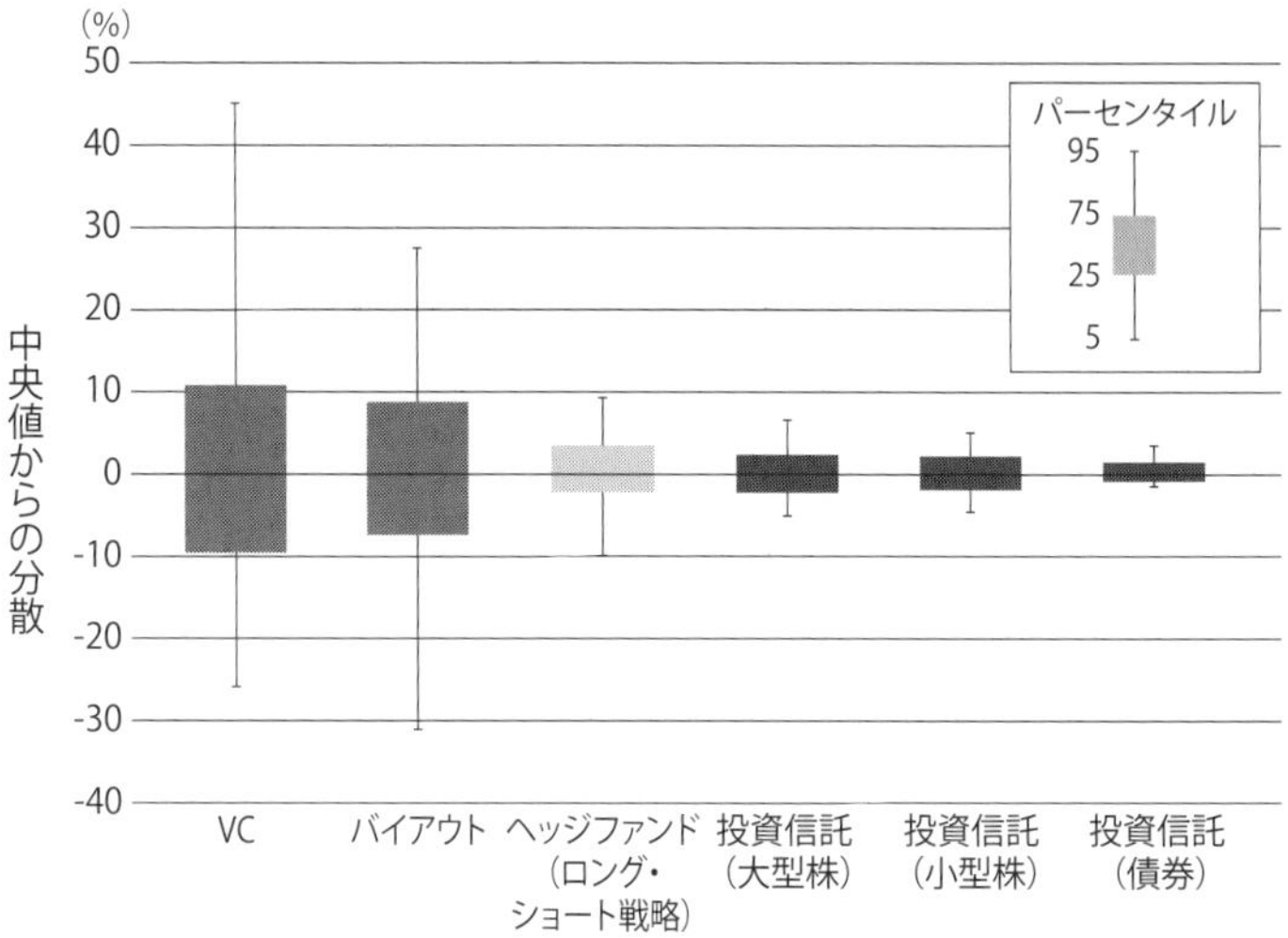

図6-1　アセットクラスごとのリターンのばらつき

カンパニークリエーションに成功しているVCに共通すること

さて、ＶＣにも様々な投資スタイルがあります。その中でも最近のトレンドとして、バイオに投資を行う米国の著名なＶＣのいくつかは、カンパニークリエーションという手法を行っていることを紹介しました。

彼らは、カンパニークリエーションを行うことで、高い再現性をもってバイオベンチャーを成功へと導いています。これは、同時に彼ら自身のファンドも高いリターンを実現していることを意味します。もちろん、どのＶＣでもカンパニークリエーションができるわけではなく、これらのＶＣには共通する要素があります。

それは、博士号を持つ人材や医師など、科学技術と臨床開発に専門性を持ったサイエンティストがキャピタリストとして多数在籍していることです。例えば、カンパニークリエーションを行う時、そして投資した後、彼らは主に4つのことを行います。

1. 優れた科学技術の目利き

カンパニークリエーションのテーマとなる画期的な技術を、どこよりも早く見つけなければなりません。すでに注目を集めている技術でカンパニークリエーションをしていては競合も多く存在し、その技術の確からしさを検証するような時間的猶予もありません。

そのため、画期的であるにもかかわらず、まだ注目されていない技術を探し当てるだけのサイエンスの知識を持ち合わせていなければなりません。学術論文を読み、学会に参加し、また自身の持つ科学者ネットワークを活用することが必要になります。

米国の著名なVCであるThird Rock Venturesは、ある年、社外から982件の提案を受けたといいます。しかし、その982件から投資に至った案件はゼロだったそうです。提案を受けるより前に、場合によってはその技術を発明した先生すら気づいていないような応用法を自ら提案しに行くくらいでないと、一番煎じになったり、技術の旬に乗り遅れたりするのです。他の人たちが知っているような提案を持ってきても採用できないということの表れだと思います。

2. アカデミアの実験の再現

アカデミアの実験データには、外部では再現できないようなデータが多数あります。捏造《ねつぞう》とまではいかなくても、ＳＴＡＰ細胞の事例のように、ある研究員にしかデータを再現できず、その理由が分からないこともよくあります。

そのため、カンパニークリエーションを行う前に、ベンチャーキャピタリストが自らの手で実験を再現して、データの信憑《しんぴょう》性を確認するようなことも行われています。

3. 研究開発の支援

バイオベンチャーを設立する前に、設立後の研究開発計画を準備します。技術の磨き上げや疾患選択、最適な臨床試験プランを準備するには、創薬の広範な知識が必要になります。外部の専門家を交えながら作成された計画は、さらに製薬会社の研究者や専門医師、規制当局などにヒアリングを行い精緻化されていきます。

4. ネットワークの活用

バイオベンチャーで必要となる高い専門性を持った人材の採用は、容易ではありません。時にキャピタリストが自身のネットワークの中から最適な人材を見つけなければなりません。また、意見を聞きたい時に聞くことができる専門家、必要な実験を遂行できる共同研究先やCRO、導出先となる製薬会社とのネットワークなどを活用して、足りない経験や知識を補完することも重要です。

驚くことに、彼らは科学技術のみならず経営の知識も持ち合わせています。MBAを保有していることは珍しくなく、事業会社での経験を経てからキャピタリストになる人も多くいます。科学技術と経営の両方に理解がないと、カンパニークリエーションを行うようなVCのキャピタリストにはなれないということです。

このように、経営面でも科学技術面でも専門性の高い支援が可能なVCには、案件の再現性が備わります。すなわち、第5章で説明した高いαを継続的に生み出すことが可能です。

彼らは、技術を発掘するところから臨床試験まで、必要となる全てのピースを彼らの専門性とネットワークにより埋めることができるのです。可能な限り各ステップの成功確率を上げ、あとは結果を待つのみです。

日本でも科学技術と経営に長けたキャピタリストが増えている

近年、日本でも博士号を持っていたり、医師であったり、製薬会社で長年研究開発に従事した経験があったりと、専門性の高いキャピタリストが増えてきました。米国の著名ＶＣと日本のＶＣの交流も見られますし、実際にカンパニークリエーションに取り組んでいるＶＣもあります。

日本のバイオベンチャーの業界にも、その経験とノウハウが蓄積することで、多くのバイオベンチャーから画期的な新薬が生まれるような時代も近いかもしれません。

世界トップ、米国のバイオ系ＶＣ

成功しているＶＣの例として、２０２２年8月にSTAT Reportから発刊された「Ranking biotech's top venture capital firms」で、トップ５にランクインした米国のＶＣのうち、Flagship Pioneering、Third Rock Ventures、ARCH Venture Partnersの3社を紹介します。

ＶＣが運営するファンドの60～70%が元本割れし、プラスのリターンを稼ぎ出すファンドは上位わずか30%とされています。ところが、この3社によって２０００年以降に組成されたファンドは全てが元本以上をたたき出し、平均しても突出して高いリターンを出し続けています。

VC名	ファンド数	リターンの倍率
Flagship Pioneering	9	1.03〜35.91倍
Third Rock Ventures	6	2.77〜3.80倍
ARCH Venture Partners	7	1.28〜5.30倍

図6-2　2000年以降に組成したファンド数とリターンの倍率

ＩＴ系ＶＣではホームラン案件が重要、バイオ系ＶＣでは高い成功確率が必要という話をしましたが、彼らはいわば、安打製造機にしてホームランバッターです。

モデルナに投資を行ったファンドも組成した「Flagship Pioneering」

Flagship Pioneering（以下Flagship）は、ボストンに本社を置く2000年に設立されたＶＣで、カンパニークリエーションを行う代表格です。これまでに9本のファンドを組成し、その運用総額は65億ドルにのぼります。

創設者でレバノン出身のNoubar Afeyan氏は、1987年に米国マサチューセッツ工科大学でバイオ化学工学の博士号を取った後、複数のバイオベンチャーを自ら設立した経験を経て、Flagshipの前身となるNewcoGenを設立します。この名前は「New Company Generation」を略したものであり、当時よりゼロから新しいベンチャーを作り出すことを目指していました。

Flagship は、カンパニークリエーションを以下の４つのフェーズに分けて行います。

1. Explorations（年間80～100件）

起業を目指す科学者たちが、Flagship が保有する研究施設を使って、起こりそうもないけれど実現したら大発見になるような仮説について実験を行います。実験は外部の専門家とも相談しながら繰り返し行われ、仮説が煮詰められていきます。

2. ProtoCos（年間8～10件）

Explorations で良い結果を出した仮説をコンセプトとした、プロトタイプの会社を作ります。この段階では、Life Science の頭文字を取って、LS1、LS2、LS3……という無機質な名前が付けられます。そして、Flagship のメンバーが平均150万ドルの費用と9～12カ月の期間をかけて科学的な検証を行っていきます。

3. NewCos（年6～8件）

ProtoCos で仮説が検証できたら、いよいよ正式な会社名が付けられます。外部から経営陣も採用し、本格的なバイオベンチャーとしてスタートします。Flagship からも数千万ドル（数十億円）の資金が出資されます。

4. GrowthCos

NewCosが成長を遂げ、外部から資金調達を行い、エグジットを目指していきます。

特筆すべきは、3. NewCosとしてスタートするまでに、1. Explanationsと2. ProtoCosで、科学的なコンセプトの作り込みとその検証に約2年かけ、当初のプロジェクト数を10分の1にまで絞り込んでいることです。この作業を行うことで、後のフェーズで技術的な理由により開発がストップするのを避けることができます。徹底的にリスクの前倒しを行っているのです。

こうしてFlagshipによって作られた、4. GrowthCosは過去10年余りで25社も上場しています。その代表格は、なんといってもモデルナです。ちなみに、ＬＳ18がモデルナでした。モデルナに投資を行った２０１０年組成のファンドは、元本の35倍という驚愕のリターンを上げています。

FlagshipのＣＥＯであるAfeyan氏は、モデルナの立ち上げに貢献し、今でも同社の会長を兼任しています。モデルナを含む多数の成功事例によって、Afeyan氏は数千億円の資産を保有するビリオネアとして「Forbes」にも登場しました。

最先端の科学技術を誰よりも早く見つけ出す「Third Rock Ventures」

武田薬品工業に88億ドルで買収された米国のバイオテック企業Millennium Pharmaceuticalsの創業者と経営陣らによって、2007年にボストンで設立されたVCがThird Rock Ventures（以下Third Rock）です。2007年の設立からこれまでに、6本のファンドを組成し、計38億ドルを運用しています。

Flagshipが一見突拍子もないような仮説から実験を繰り返してカンパニークリエーションを行うのに対し、Third Rockは最先端の科学技術を誰よりも早く見つけ出し、カンパニークリエーションを行います。少し抽象的になりますが、Third Rockがカンパニークリエーションで掲げるステップは以下の4つです。

1. Discover

まだ有効な治療法が確立されていないアンメットメディカルニーズの高い病気に対して、革新的な治療薬を創り出せるような最先端の科学技術を見つけ出します。そして、創業科学者と専門家を交えて、明確なビジョンと研究開発戦略の立案を行います。

2. Launch

バイオベンチャーを設立し、必要な資金を出資し、人材採用を行います。Third Rockのメンバーが経営陣となり、策定した研究開発戦略の実行を担います。

3. Build

Third Rockから送り込んでいたメンバーを、経験のある経営陣に置き換えます。

4. Transform

医薬品を患者さんのもとに届けるために、研究と開発に従事します。

Third Rockの特徴は、各キャピタリストが、1．Discoverで挙げた「最先端の科学技術の探索」に全時間の1／3を費やしているということです。そのためメンバーも、各分野で突出したサイエンティストの集まりになっています。

また、ひとたび見つけてきた科学技術には最大200万ドルを費やして検証を行い、厳格な基準の中でふるいにかけます。その基準の一つとして、「3年以内に臨床試験へ移行することができること」という条件があるため、Flagshipと比べて実用化に近い段階にある技術が選ばれています。また、彼らはバイオベンチャー設立直後の一定期間（最大で18カ月程度）は、設立した会社を自分たちで経営します。これは、会社の軌道が安定するまでは優れた経営者を採用することは難しいという信念に基づくものです。

こうして、Third Rockが2007年の設立以降にカンパニークリエーションを中心として投資を行った会社から、これまでに34社のエグジットを出し、16もの医薬品が承認を得て発売されています。

あらゆるステージに資金を拠出する「ARCH Venture Partners」

ARCH Venture Partners（以下ARCH）は、1986年に設立された老舗《しにせ》のVCです。設立当初はイリノイ州にある理工学系のアルゴンヌ国立研究所（Argonne National Laboratory）とシカゴ大学（The University of Chicago）の知的財産を管理するTLOとして発足したことからARCHと名付けられました。

創設者の故Steven Lazarus氏が、シカゴ大学のビジネススクールより3名の学生（Robert Nelsen氏、Keith Crandell氏、Clinton Bybee氏）をインターン生として採用してARCHをスタートしますが、この3名は設立から36年経った今でもARCHの中核を担うとともに、業界を代表するベンチャーキャピタリストとなりました。これまでの運用総額は77億ドル余りにのぼります。

ARCHは前の2つのVCと異なり、カンパニークリエーションに特化しているわけではありません。シード、アーリーステージを中心としたあらゆるステージに資金を拠出していますし、バイオがメインではあるものの、一部それ以外の領域にも投資を行っています。

それにもかかわらず、バイオ領域のＶＣといえばARCHの名前が真っ先に挙がるのは、１９８６年の発足以来これまでに組成した12本のファンド（うち２０００年以降が７本）の全てで卓越したリターンを出していることや、過去30年余りの投資案件には各年代を代表するようなバイオベンチャーが数多く含まれているためです。

成功案件の一例としては、次世代シークエンサーのIllumina、核酸医薬のAlnylam Therapeutics、ＣＡＲ－Ｔ治療薬のJuno Therapeuticsなど、創薬に携わる人間であれば誰もが知るような会社が挙げられますが、これらはほんの一部に過ぎません。実に５３６件の投資に対して、エグジットは２２５件にのぼります。

彼らは２０２２年５月に30億ドルの新ファンドを組成した際に、日本経済新聞の取材に対し、「資金などの支援が手薄な日本のスタートアップもある。グローバルな枠組みで開発を支援したい」として、日本のＶＣとも協力しながら、国内のバイオベンチャーへの投資も積極的に行っていくことを表明しています。

今回の3社は、米国の著名ＶＣです。彼らがどんな技術に投資を行うかは常に注目を集めていますし、業界のトレンドになっていきます。また、彼らが行う様々な取り組みは、カンパニークリエーションのみならず、とても示唆に富んだ内容が多く含まれています。注目しておいて損はないでしょう。

COLUMN

日本の創薬分野のＶＣ

現在、日本でバイオ領域に投資を行うＶＣは何社くらいあるのでしょうか。

２０２３年１月現在、日本ベンチャーキャピタル協会（ＪＶＣＡ：Japan Venture Capital Association）には１３８社のＶＣが会員として登録されていますが、バイオ領域専門のキャピタリストを有するＶＣはわずか25～30社余りです。さらにその中で、高い専門性と経験を有し、バイオ領域に特化して投資を行っているＶＣは10社もありません。

これに対して、国内には数百社のバイオベンチャーが存在し、さらには毎年数十から１００社近い新たなバイオベンチャーが立ち上がっています。これらのバイオベンチャーは研究開発の進捗に伴い、資金調達を行うことが必要になります。しかしながら、資金を供給する側のＶＣの数が少なく、いわば需要と供給が合っていません。

そのため、バイオ領域におけるベンチャー投資において、ＶＣ同士はまだまだ本格的な競合関係ではなく、優れた案件に共同で投資を行う協調関係にあります。目利きができるＶＣにとっては、競合をさほど気にせずに優れた投資先を見極めて投資を行うことが可能であるため、いまだブルーオーシャンともいえます。

バイオベンチャー全体の底上げを図るためには、まだまだバイオベンチャーに投資を行うＶＣの数が足りていませんし、ＶＣに出資を行う投資家も不足しているのが現状です。

第7章

バイオベンチャーとエグジット

バイオベンチャーが上場するための審査基準

ベンチャー企業はVCから出資を受ける時、エグジット戦略をどうするかについて方向性を合意しておく必要があります。

もともと「エグジット戦略」という言葉は軍事用語として使われ、厳しい戦局の中でいかにして被害を最小限に抑えて撤退するかを意味していました。しかし、ここでは投資家が保有するベンチャーの株式をどのように売却して利益を得るかという肯定的な意味で使われており（時には失敗した案件をどう撤退するかの意味で使われることもあります）、VCを始めとする投資家にとって投資のリターンを確定させる「出口」を指しています。

一方、ベンチャー企業の経営陣や従業員にとっては多くの場合、IPOやM&Aは通過点に過ぎず、その後も医薬品の研究開発は続くので、エグジットという言葉はどちらかというと投資家のためのものと言ってよいでしょう。

エグジット戦略は大きく分けると、IPO（Initial Public Offering：新規株式公開）とM&A（Mergers&Acquisitions：合併と買収）の2つに分けることができます。IPOは、証券取引所

	メリット	デメリット
IPO	・資金調達の方法が広がる ・信用力やブランド力が向上する ・人材採用がしやすくなる	・数年単位での上場準備が必要 ・株主や市場への説明責任が求められる
M&A	・短時間でのエグジットが可能 ・統合によるシナジー効果が得られる ・保有株式の全てをまとめて現金化できる	・経営権が変わる可能性 ・従業員の雇用を守れない可能性 ・顧客や取引先との関係が失われる可能性

図7-1　IPOとM&Aのメリット・デメリット

に上場して企業の株式を証券市場で売買できるようにする戦略で、新規に株式を発行することで不特定多数の投資家から多額の資金を調達することができます。

一方、エグジット戦略におけるM&Aとは、基本的には一対一の相対取引で、企業の過半数の株式を売却（買い手から見ると買収）することを指します。一般的なIPOとM&Aそれぞれのメリットとデメリットについては図7－1の通りです。

本章では、バイオベンチャーのIPOとM&Aの現状とポイントについて見ていきましょう。

上場を大きな区切りとしてつぎなる成長ステージへ

経営陣や従業員にとってエグジットは通過点と言いましたが、バイオベンチャーは上場することにより、新たな株式を発行し、市場を通じて投資家に購入してもらうことで、つぎなる成長ステージに進むための大きな資金を調達することができます。また、経営陣や従業員は、自分が保有する株式に株価という価値が付き、証券取引所で売却することができるようになるため、経済的利益を享受できます。

このような意味においては、経営陣や従業員にとっても、上場は通過点でありながらも一つの大きな区切りといえるでしょう。

上場した会社のことを上場会社と呼びます。不確実性の高かった「ベンチャー」が「上場会社」となることで、市場への一定の説明責任を持つことと引き替えに、一段階上のステージへと成長するにあたって重要になる手段とステータスを手に入れることができます。具体的には、東京証券取引所が、企業が上場するメリットとして以下の3つを掲げています。

(1) 資金調達の円滑化・多様化

上場会社は、取引所市場における高い流動性を背景に発行市場において公募による時価発行増資、新株予約権・新株予約権付社債の発行等、直接金融の道が開かれ、資金調達能力が増大することにより財務体質の改善・充実を図ることができます。

(2) 企業の社会的信用力と知名度の向上

上場会社になることによって社会的に認知され、また将来性のある企業というステイタスが得られ、取引先・金融機関等の信用力が高くなります。また、株式市況欄をはじめとする新聞報道等の機会が増えることにより、会社の知名度が向上するとともに、優秀な人材を獲得しやすくなることが期待できます。

（3）社内管理体制の充実と従業員の士気の向上

企業情報の開示を行うこととなり、投資者をはじめとした第三者のチェックを受けることから、個人的な経営から脱却し、組織的な企業運営が構築され、会社の内部管理体制の充実が図られます。また、パブリックカンパニーとなることにより、役員・従業員のモチベーションが向上することも期待できます。

出典：東京証券取引所「2022 新規上場ガイドブック（グロース市場編）」

さて、企業が上場するためには、各証券取引所が設けている上場審査基準をクリアした上で、証券取引所から上場承認を受ける必要があります。

この上場審査基準は、一朝一夕にクリアできるようなものではないため、もしバイオベンチャーが将来的に上場を目指すのであれば、早いタイミングから、ある程度上場審査基準を意識

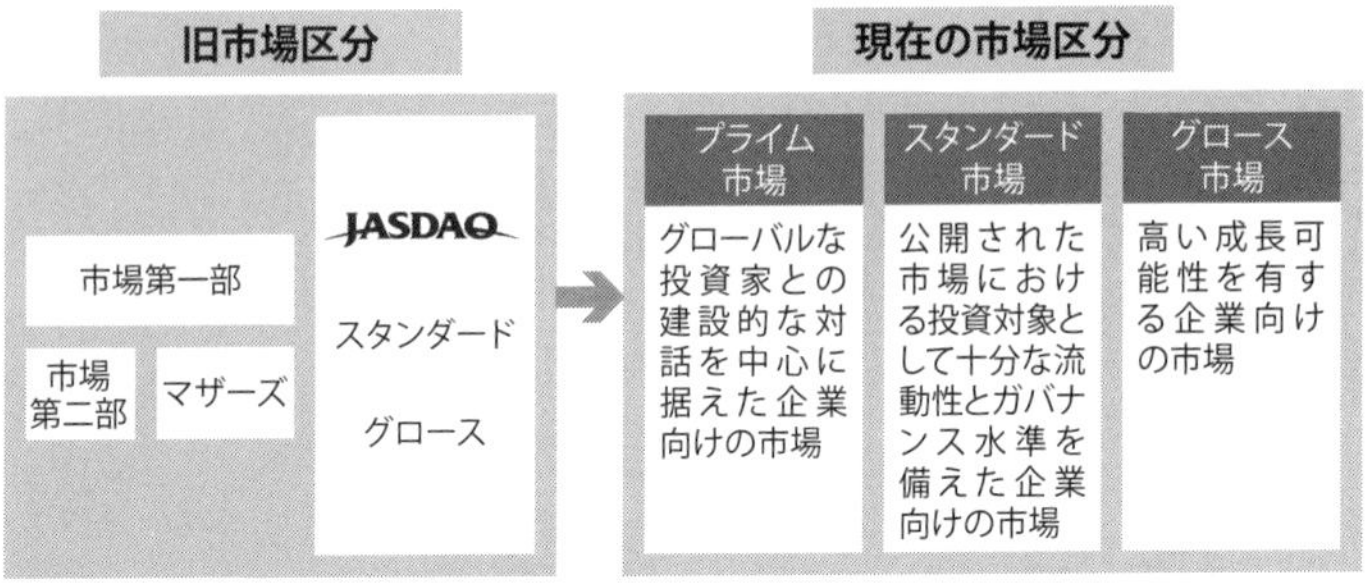

図7-2　東京証券取引所の市場区分　出典：日本取引所グループ

しながら成長戦略を描いていく必要があります。

さもなければ、ベンチャーにとって本来つぎのステージへの成長のための上場であるのに、上場するための準備に相当の時間を費やして研究開発が二の次になるといった本末転倒な状況にもなりかねません。そして残念なことに、そのようなベンチャーを目にする機会は数えきれないほどあるのです。

では、上場の際にバイオベンチャーが求められる上場審査基準を解説していきます。

ベンチャー上場のための東京証券取引所は「グロース市場」

日本には、東京、名古屋、福岡、札幌の４カ所に証券取引所があり、東京証券取引所が国内株式売買高の99・９７％を占めています。東京証券取引所はもともと市場第一部、市場第二部、マザーズおよびＪＡＳＤＡＱ（スタンダード・グロース）の４つの市場区分がありましたが、２０２２年４月にはこの市場区分が見直

項目	上場基準
株主数	150人以上
流通株式数	1,000単位以上
流通株式時価総額	5億円以上
流通株式比率	25%以上

※詳細な内容を知りたい方は「2022 新規上場ガイドブック（グロース市場編）」をご覧ください。

図7-3　グロース市場の形式要件一部抜粋　出典：日本取引所グループ

され、現在はプライム市場、スタンダード市場、グロース市場の3つの区分となっています。

東京証券取引所でベンチャーなどの新興企業が主として上場するための市場は、再編前はマザーズ市場でしたが、再編後はグロース市場がそれに当たります。ここからは、東京証券取引所のグロース市場の上場審査基準を見ていきましょう。

上場審査基準（形式要件と実質審査基準）

グロース市場の上場審査基準は、株主数や流通株式時価総額など定量的な基準である「形式要件」と、事業計画の合理性やガバナンスなどを確認する定性的な基準である「実質審査基準」とに分かれます。

形式要件の概要は図7－3に掲げる通りですが、上場が近づくまではあまり気にする必要はありません。証券会社と一緒に上場の準備を始めてからでも十分間に合うからです。

形式要件がグロース市場への上場を目指すあらゆる企業に等しく

項目	上場基準
企業内容、リスク情報等の開示の適切性	企業内容、リスク情報等の開示を適切に行うことができる状況にあること。
企業経営の健全性	事業を公正かつ忠実に遂行していること。
企業のコーポレート・ガバナンス及び内部管理体制の有効性	コーポレート・ガバナンス及び内部管理体制が、企業の規模や成熟度等に応じて整備され、適切に機能していること。
事業計画の合理性	相応に合理的な事業計画を策定しており、当該事業計画を遂行するために必要な事業基盤を整備していること又は整備する合理的な見込みのあること。
その他公益又は投資者保護の観点から東証が必要と認める事項	–

図7-4　グロース市場の実質審査基準　出典：日本取引所グループ

適用されるのに対して、実質審査基準に基づいて企業ごとの上場審査が行われます。実質審査基準で見られる項目は図7－4の通りです。

このうち、特に「企業内容、リスク情報等の開示の適切性」と「事業計画の合理性」については、バイオベンチャーに特有の考え方と審査のポイントが公表されています。

「企業内容、リスク情報等の開示の適切性」については、上場後に株主に向けて適切な情報開示を行うIR（Investor Relations）戦略に当たり、上場が近づいてから対応すればよい項目になりますので、ここでは「事業計画の合理性」に絞って見ていきましょう。

パイプライン型バイオベンチャーの審査ポイント

東京証券取引所による審査の大前提として、上場を申請したベンチャーはゴーイングコンサーンと収益性が問われます。

ゴーイングコンサーンとは企業が将来にわたって継続して事業活動ができることを指しています。第2章で、1つの薬ができるまで9～17年の年月と多額の費用がかかるという話をしました。しかしながら、多くの場合、組成から10年間をファンド期限とするVCにとって、医薬品が承認されて売上が立つまでの長い期間を待つことはできませんし、逆にバイオベンチャーにとっては、それでは開発資金を調達することができません。したがって、パイプラインを開発するバイオベンチャーは、不確実性の高い医薬品の開発途中に、赤字のまま上場することとなります。

そのため、東京証券取引所はつぎの通り、パイプライン型のバイオベンチャーに対してゴーイングコンサーンと収益性を確認するべく独自の審査ポイントを挙げています。

創薬系バイオベンチャー企業の場合、収益計上までの投資期間が相当長期にわたることに加え、上場時点では形としての製品が無く研究開発の途上であること、事業の専門性が高いこと、広範な行政当局による認可或いは知的財産権管理の複雑性など、他の業種に比べ事業の特異性が高いといえます。よって、事業のステージや状況によっては、一般投資家の投資対象物件として供するには相対的にリスクが高いと考えられます。そこで、上場に当たっては、以下に挙げるようなポイントを整備していただくことが望まれます。

a. パイプラインには患者対象の臨床試験により薬理効果が相応に確認されているものが含まれていますか。

b. それぞれのパイプラインについて、事業化を意識して開発の優先順位を明確に定め、適切に管理されていますか。

c. 主要なパイプラインについては、製薬会社とのアライアンス等を通じて、将来にわたる開発と事業化（製造、販売等）を担保する手段が講じられていますか。

d. 主要なパイプラインにかかる知的財産権に関して、申請会社が行なう事業において必要な保護が講じられていますか。

e. 新薬の開発について知識や経験を豊富に持つ者が主要なポストにいますか。

f. 上場時及びそれ以降の資金需要の妥当性が客観的に確認できますか。

g. 専門知識を持たない投資家に対しても、事業の内容やリスク等、投資判断に重要な影響を及ぼす事項について、具体的かつ分かりやすく開示を行うことはできますか。

出典：東京証券取引所「2022 新規上場ガイドブック（グロース市場編）」

審査は、バイオベンチャーのゴーイングコンサーンと収益性を確認するために専門的な評価がなされますが、特殊なことを聞かれるわけではありません。

ベンチャーの製品である開発パイプラインの状況について（a、b）、製品のバリューチェーンについて（c）、製品の特許について（d）、製品を開発するキー人材について（e）、資金計画について（f）、投資家への適切な開示について（g）と、各項目は事業計画の合理性を評価する上では一般的なものです。

このうち、バイオベンチャーにとって特に重要になる項目を2点解説します。

「a．パイプラインには患者対象の臨床試験により薬理効果が相応に確認されているものが含まれていますか」については、通常の医薬品の場合、第2相臨床試験で有効性を示すことが必要になります。前述の通り、第2相臨床試験で有効性を示すことができ、第3相臨床試験へ移行できる確率は30％にも満たないため、ゴーイングコンサーンと収益性を担保する観点からも、有効性を示すことが求められます。

なお、一部の再生医療等製品や希少疾患向け製品では、臨床試験のより早期の段階の有効性を示唆するようなデータを用いて代替することが可能なケースもあります。

「c．主要なパイプラインについては、製薬会社とのアライアンス等を通じて、将来にわたる開発と事業化（製造、販売等）を担保する手段が講じられていますか」については、いざパイプラインが医薬品として承認されたとしても、少数精鋭で事業を行うバイオベンチャーには販売をする力がありません。承認後の収益性を担保するため、パイプラインが製薬会社へ導出されていることが必要となるのです。

例外として、患者が極端に少ない一部の疾患などにおいては、その医薬品を投与する病院が限定されるため、バイオベンチャーが製薬会社とのアライアンスを用いなくても自販できるケースもあります。

では、パイプライン型のバイオベンチャーの場合、これら7つの全てをクリアしないと上場できないのでしょうか。この質問に対する東京証券取引所の回答は以下の通りです。

これらのポイントは、創薬を成長の軸とされている場合は、原則として整備されていることが望まれます。しかし、バイオビジネスは事業形態のバリエーションが多岐にわたり、かつ、流動的であることから、幾つかのポイントが当てはまらないことも想定されます。その場合には、そのことが当該申請会社のリスクを相対的に高めていないことを合理的に説明していただく必要があると考えられます。

出典：東京証券取引所「２０２２ 新規上場ガイドブック（グロース市場編）」

7つの基準には含まれていませんが、パイプライン型のバイオベンチャーに求められているもう一つの重要な基準が、「複数のパイプラインを保有していること」です。

この点について、東京証券取引所は以下のように解説しています。

上場会社はゴーイング・コンサーンが前提です。一方で新薬の開発は失敗のリスクが非常に高いのも事実です。仮にパイプラインが1本しかないとするとその開発が失敗した結果、会社としても立ち行かなくなるおそれも想定されます。よって、上場会社である以上バックアッププロジェクトを持つことが望まれます。

なお、バックアッププロジェクトの開発段階については、バックアップとしての合理性があれば特に問う必要は無いと考えられます。

出典：東京証券取引所「2022 新規上場ガイドブック（グロース市場編）」

パイプラインが1本しかないのに、その成功確率が極端に低いのではゴーイングコンサーンの懸念が生じます。そのため、バックアップとなる2本目のパイプラインが必要となるわけです。この2本目のパイプラインがまだ基礎研究の段階ではバックアップにはなりませんので、非臨床から臨床試験入りしている必要があります。

プラットフォーム型バイオベンチャーの審査ポイント

長期にわたって赤字が続くため、通常の基準を当てはめにくいパイプライン型に対してプラットフォーム型のバイオベンチャーについては、東京証券取引所から個別の解説は出ていません。

ただし、ゴーイングコンサーンと収益性の前提、パイプライン型のバイオベンチャーの基準、過去に上場したプラットフォーム型のバイオベンチャーの基準をもとに、いくつか考察することができます。

まずは、複数の製薬会社との提携が取れて収益性が確保されていることです。提携が1つしかないようでは、打ち切られた場合には、収益の見込みがなくなるだけでなく、ゴーイングコンサーンの懸念も出てきます。

お伝えしたように、パイプライン型と比較すると、1つ当たりの提携から得られる収益は低くなります。そのため、継続した収益性を確保するためには、提携が多いほど、また大型の提携があるほど、上場審査を通りやすくなるはずです。

つぎに、プラットフォーム技術の実用性が担保されていることが必要になります。複数の提携は取れているけれど、いずれかのタイミングでプラットフォーム技術の思いもよらない欠点が判明し、この技術から生まれた創薬シーズは医薬品にはならないとなると、全ての提携が終了するばかりか、バイオベンチャーはビジネスの根幹を失ってしまいます。

そこで、提携から生まれた創薬シーズを製薬会社に渡した後も、製薬会社側である程度開発が進み、プラットフォーム技術には問題ないことが分かるとよいでしょう。

2000年代以降、バイオベンチャー数十社が基準をクリアして上場

いかがでしたでしょうか。果たして本当にそこまでたどり着けるのか不安になるほどに、重厚な審査ポイントが並んでいるように思えます。しかし、2000年代以降だけを見ても、数十ものバイオベンチャーがこの基準をクリアして上場を遂げています。

また、昨今ではパイプライン型であってもプラットフォーム型であってもそのビジネスモデルが多様化し、単純に既存の基準には当てはまらないようなケースも増えてきています。

東京証券取引所でも、バイオベンチャー専用の相談窓口を用意し、様々なガイドラインを公表しています。もし将来上場を目指すのであれば、最初からある程度、事業内容に関わる上場基準を理解した上で事業計画を練ることが望ましいでしょう。

バイオベンチャーの上場後の成長に向けた課題点

世界にはあらゆる証券取引所があり、その規模や上場している企業の特徴、投資家層、上場基準などは様々です。そのため、上場を目指す企業は各証券取引所が示す基準に沿って上場準備をする必要があります。

逆に、各証券取引所の特色に基づいて最適な市場を選ぶこともできます。

各証券取引所の規模について見ると、ニューヨーク証券取引所、NASDAQ、上海証券取引所、ユーロネクスト、そして東京証券取引所が世界のトップ5に名を連ねています。中でも米国のニューヨーク証券取引所とNASDAQが二大証券取引所として、規模では抜きんでています。ただし、その成り立ちは全く異なります。

ニューヨーク証券取引所と肩を並べるまでに成長したNASDAQ

ニューヨーク証券取引所が、世界的な大企業が上場する証券取引所として1817年に設立され、君臨し続けているのに対し、NASDAQは新興企業向け取引所として1971年に開

	取引所	国	上場会社の時価総額（兆ドル）
1	ニューヨーク証券取引所	米国	22.1
2	NASDAQ	米国	17.2
3	上海証券取引所	中国	6.0
4	ユーロネクスト	欧州	5.5
5	東京証券取引所	日本	4.9

図7-5　証券取引所の時価総額（2022年10月末日時点）　出典：Statista

設されました。ＮＡＳＤＡＱは新興企業向けの取引所として認知されているものの、今やApple やMicrosoft、Amazon、Google（上場は持株会社であるAlphabet）などのように１社で時価総額数百兆円にものぼる会社が複数存在し、ニューヨーク証券取引所と肩を並べるまでに成長しています。

２０２０年５月にはＧＡＦＡＭ５社の時価総額が東証一部２１７０社の合計を上回ったことを考えると、これらのＩＴジャイアントの時価総額がとてつもない規模であることが分かります。

米国では、上場しているバイオベンチャーの98％が新興企業向けの取引所であるＮＡＳＤＡＱに上場しています。東京証券取引所とＮＡＳＤＡＱとで、過去５年間のバイオベンチャーの新規上場社数を見てみましょう。次ページの図７‐６のグラフの数字は、東京証券取引所とＮＡＳＤＡＱがそれぞれ開示しているバイオベンチャーの定義に基づきます。

違いは一目瞭然です。ＮＡＳＤＡＱでは年間数十社から１００社近いバイオベンチャーが上場しているのに対して、残念なこと

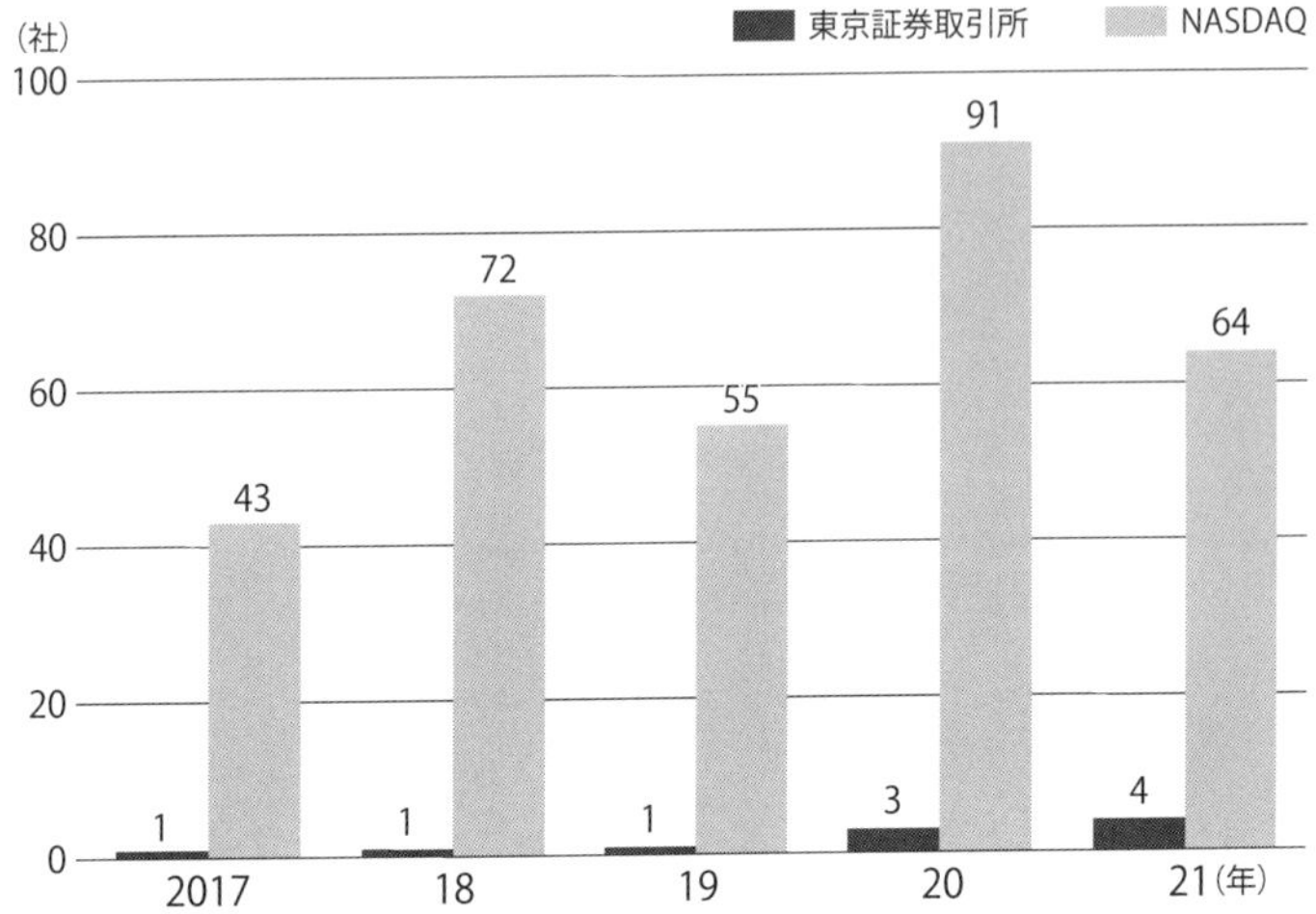

図7-6　東京証券取引所（旧マザーズ）とNASDAQにおける過去5年間のバイオIPO

に東京証券取引所では毎年ほんの数社に留まっています。

第3章で、日本でも、年間200〜300社の大学発ベンチャーが新設されるとお伝えしました。その約3分の1はバイオベンチャーで、多くの会社が上場を目指しています。ところが、実際に上場できている会社は極端に少ないのが現状なのです。

クロスオーバー投資家と機関投資家の不在

上場バイオベンチャーへ投資をしている投資家の属性を見ると、日本では機関投資家と呼ばれる、いわゆるプロの大口投資家の割合はわずか9％に留まります。残りの90％以上は個人の投資家です。一方、米国ではバイオベンチャー

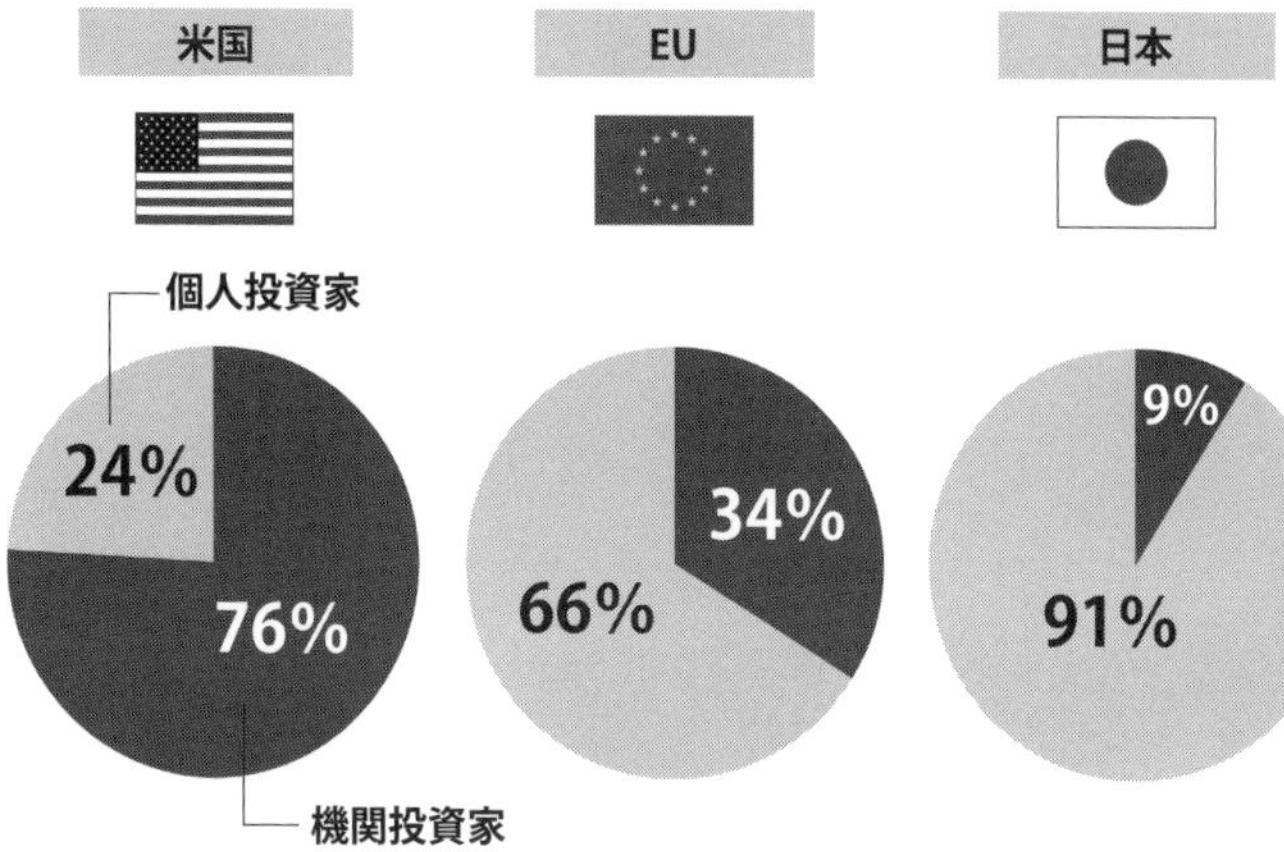

図7-7　機関投資家と個人投資家の割合　出典：伊藤レポート

に投資を行う投資家の75%以上は機関投資家です。

米国では「クロスオーバー投資家」と呼ばれる機関投資家が存在します。クロスオーバー投資家は、上場が近いレイターステージのベンチャー企業に投資を行い、そのベンチャー企業が上場した後も株式を継続して保有します。

つまり、中長期の視点で成長が見込まれるベンチャー企業に対して、上場前の株価が低い時点で比較的大きな投資を行うわけです。上場前にクロスオーバー投資家から投資を受けているという事実は、上場時や上場後にも、中長期の成長を重視するその他の機関投資家からの投資を呼び込む役割も果たすことになり、上場後の株価を安定して上昇させることにもつながります。

一方、日本ではクロスオーバー投資家と呼べるような機関投資家がほとんど存在しません。上場前にバイオベンチャーを支えてきたＶＣの多くが、上場時に保有する株式を売却することでエグジットを行い、利益を確定させます。そして、上場後の株主のほとんどは個人投資家に入れ替わるわけです。

医薬品の開発に年単位の時間が必要なバイオベンチャーのライフサイクルを考えた時には、中長期目線で投資をしてくれる安定した株主が望ましいでしょう。しかしながら、日本の場合は比較的短期の売買が中心となる個人株主が多いため、経営陣も短期目線での成果を求められることとなり、バイオベンチャーのあるべき成長戦略と株主から求められる短期的な成果の時間軸に乖離《かいり》が生じてしまいます。

上場しても十分に資金を獲得できない

バイオベンチャーは研究開発への先行投資が続くため、多くの場合は上場後も赤字が続きます。そのため、上場時には市場から成長資金を調達することが必要となりますし、このことはベンチャー企業が上場する大きな目的の一つでもあります。

しかし、２０１７年から２０２１年までの間に東京証券取引所に上場したバイオベンチャー10社の上場時の平均調達資金額が34億円であることに対して、ＮＡＳＤＡＱで同期間に上場したバイオベンチャーの83％が日本の２倍に当たる５０００万ドル（70億円）以上を上場時に市

市場		赤字上場の割合（2000～2018年）	上場後の時価総額成長率	
			黒字上場	赤字上場
米国	NASDAQ（1,021社）	59%	378%	973%
イギリス	AIM（748社）	58%	98%	66%
中国　香港	HKEX-GEM（323社）	21%	50%	246%
韓国	KOSDAQ（654社）	14%	99%	493%
日本	マザーズ・JASDAQ（666社）	11%	59%	4%

※濃い色の矢印は100%以上

図7-8　地域別の新規上場企業の赤字割合（2000～2018年）

出典：伊藤レポート

場から調達し、さらに31％は1億5000万ドル（210億円）以上を調達しています。

クロスオーバー投資家や大口機関投資家の不在の結果、リスクマネーの出し手がおらず、日本のバイオベンチャーは上場したにもかかわらず十分な成長資金を獲得することができない状況が続いています。その結果として、現在日本で上場するバイオベンチャーの時価総額合計額は、欧米のみならず韓国や中国よりも低い水準にあります。

　実際に、上場後に潤沢な成長資金を獲得することのできない日本においては、他国と比較して赤字で上場する企業の割合が少なく、たとえ赤字で上場したとしても、時価総額を見るとその後に十分に成長できていないことが分かります。

2000年から2018年に主要各国で上場した企業を見ると、米国では59％の企業が赤字上場であったのに対して、日本ではわずか11％に留まります。また、上場時もしくは上場後に潤沢な成長資金を得ることができる米国では、赤字上場であったとしても上場後に大きく時価総額を伸ばすことが可能であるのに対して、上場後に潤沢な資金を得ることのできない日本では、赤字上場後の成長率はわずかに留まります。

バイオ領域のアナリストやインデックス指数の不在

日本でバイオ領域にリスクマネーが不足している理由の一つとして、バイオの専門性の高さが挙げられます。大学で複数の異なる専攻分野を同時に学ぶダブルメジャーが主流な米国では、医師資格保有者や科学系博士号取得者が金融機関に就職するのはよくあることですが、日本ではそれほど一般的ではありません。そのため、機関投資家が専門性の高いバイオ領域への積極的な投資を敬遠する傾向があります。

機関投資家とバイオベンチャーをつなぐ機能の一つとして、証券会社でバイオセクターの個別企業について分析レポートを出すアナリストや、日経平均のようにベンチマークとして活用のできるインデックス指数が挙げられます。

アナリストのレポートは、機関投資家や個人投資家のバイオ領域や個別バイオベンチャーに対する理解を深め、健全な投資活動を促進するとともに、バイオベンチャー側にとっても市場からどう評価されているのかを知るきっかけになります。近年、アナリストの必要性に関する認知が進み、各証券会社も博士号取得者や製薬会社出身者をアナリストとして採用し始めていますが、欧米と比べるとまだまだ人数が足りていません。

インデックス指数は投資家がベンチマークとしてバイオ領域の株価パフォーマンスを俯瞰し、そのリスクやボラティリティを他業種と比較することでバイオ領域の特徴を把握するのに役立ちます。また、海外投資家向けの広報ツールとしての役割も期待されます。今現在、国内にはバイオ領域のインデックス指数として一般的に認知されている指標が存在しません。

ＮＡＳＤＡＱでは、ＮＢＩ（ナスダックバイオテクノロジーインデックス）と呼ばれるインデックス指標が存在し、ベンチマークとしての役割を果たすほか、ＮＢＩに連動するような投資信託なども組成されています。そのため、投資信託の構成銘柄としての売買も期待できます。

健全な成長を促す上場制度の必要性

（1）上場基準

ベンチャー企業が東京証券取引所に上場するための基準のうち、事業計画の合理性やガバナンスなどの定性面を確認する基準である実質審査基準については、東京証券取引所よりバイオベンチャー向けにガイドラインが出ています。

伊藤レポートの中では、バイオベンチャーやVC、上場準備を支える証券会社がガイドラインの基準に当てはめることに注力する結果、将来の企業価値向上ではなく、上場を目的としたビジネスモデルが構築されてしまうことが指摘されています。上場基準に関する有識者の意見として、以下のようなコメントが挙がっています。

創薬系バイオベンチャーの東証マザーズの7つの要件が2005年に策定されたが、バイオベンチャーのビジネスモデルの多様化に関して1つ制約になっているのではないかと考えている。

VCやバイオベンチャーが上場要件に型をはめすぎているのではないか。提携製薬会社先との契約が国内のみで、当該製薬企業の実績あるいは規模を考えた時に、本当にバリューチェーンの完結・補完が実現されるような相手なのかと疑問を抱くような上場事例が実際にある。上場要件、あるいはその考え方、運用の多様性が今求められているのではないか。

出典：伊藤レポート

前述した通り、上場審査の時にはガイドライン上、「最も開発が進んでいるパイプラインが第２相臨床試験で有効性の確認が取れ、承認後に販売を担えるような製薬会社への導出が済んでいる。また、バックアッププロジェクトについても研究開発を進めている」という状態が求められるわけですが、基準が明示されているがゆえに、かえって多くのバイオベンチャーがこの状態を作りにいくことが問題視されています。

例えば、上場基準を見据えて有効性の確認を取りやすい疾患が選ばれたり、上場基準をクリアするために、最適なタイミングではない時期に条件面で妥協して製薬会社への導出を行ったり、事業上シナジーの少ないバックアッププロジェクトを走らせたりといったようなことです。確かに上場審査を通過することはできるかもしれませんが、それが必ずしもバイオベンチャーの長期的な成長を見据えた時のベストな選択肢とは一致しません。よって、長期的な視点で投資をする機関投資家から投資を受けることができません。

上場を目指す企業が東京証券取引所の審査を通過しなければならないのに対して、米国ＮＡＳＤＡＱでは、株主数や流通株式時価総額など定量的な基準である形式要件はあるものの、実質審査基準はありません。ＮＡＳＤＡＱがバイオベンチャーの中身について審査を行うこともありません。バイオベンチャーは、その上場を支援する証券会社、監査法人、弁護士が承認し、形式要件を満たしさえすれば上場することが可能なのです。

その代わり、日本のように証券取引所が上場する企業についてお墨付きを与えてくれることもないため、企業自らが事業計画の合理性や成長戦略をきちんと示して、大口の機関投資家を連れてくる必要があります。この点においても、上場前にきちんとしたクロスオーバー投資家からデューデリジェンスを受けた上で投資をしてもらうことにより、定性面についてのお墨付きを手にすることが重要になるのです。

(2) 上場廃止基準

2022年4月に東京証券取引所の市場区分が見直され、ベンチャー企業が上場する市場は主にマザーズ市場からグロース市場へと変わり、その上場基準や上場廃止基準も見直されました。

これまでのマザーズ市場においては、上場した企業に対して業績に関する上場廃止基準が存在しました。「上場5年後以降、売上高が1億円に満たず利益も無い場合」に該当した企業は上場廃止となり、取引所での株式の売買ができなくなりました。一方、本来、黒字化を優先するよりも研究開発に資金を投入し、いち早く医薬品を創出することを目指すバイオベンチャーにとっては、この上場廃止基準は、健全な成長の足かせとなる基準でした。

伊藤レポートによると、NASDAQにおいてインデックス指数であるNBIの構成銘柄となっているバイオベンチャーを、マザーズ市場における先述の上場廃止基準に当てはめると、実に35%が上場廃止に該当することになります。

２０２２年4月に発足したグロース市場ではこの上場廃止基準が取り払われたため、東京証券取引所に上場するバイオベンチャーも、上場廃止基準の観点では足元の短期的な業績を気にする必要はなくなりました。これは伊藤レポートなどによる啓発や、東京証券取引所へのロビー活動の成果でもあり、バイオベンチャーの経営陣にとってはプラスといえるでしょう。

一方、２０２２年4月の市場区分の変更以前にマザーズ市場に上場したバイオベンチャーの多くは、当然この上場廃止基準についても勘案してビジネスモデルを構築する必要があったため、短期的な収益を意識した事業計画のもとで上場しています。

バイオベンチャーの最終ゴールは上場ではなく、医薬品を創出し患者さんのもとに届けることにあります。上場はあくまで通過点であり、その後の更なる成長を促進させるためのステップです。バイオベンチャーやＶＣが立てるべき計画は上場までの計画ではなく、医薬品の創出までの計画であるべきで、今回取り上げたような上場前後の課題点についても理解する必要があります。

一方、これらの課題は近年、バイオベンチャー、ＶＣ、機関投資家、証券取引所、証券会社など様々な有識者の間で議論され、経済産業省より伊藤レポートのような詳細な報告書も出されています。本報告書が引き金となり、バイオベンチャーの上場制度に関する検討やアナリストの採用なども積極的に行われています。

日進月歩とまではいかないまでも、ベンチャーキャピタリストとしては確かな改善を実感しているところでもあります。

なぜ日本ではM&Aが少ないのか

本章で説明した通り、日本では、バイオベンチャーがＩＰＯを行う場合には証券取引所による上場審査基準が設けられています。

例えば、基準の一つとして、パイプライン型バイオベンチャーの場合には、ゴーイングコンサーンの観点から複数の開発パイプラインを持つことが必要だということを説明しました。

しかし、バイオベンチャーの戦略としては、一つの開発パイプラインに全ての資金と人員を集中投下することも、あながち間違ってはいません。しかし、この場合には上場審査基準を満たさず上場できない可能性があるため、エグジット戦略の軸をＭ＆Ａに置かなければなりません。

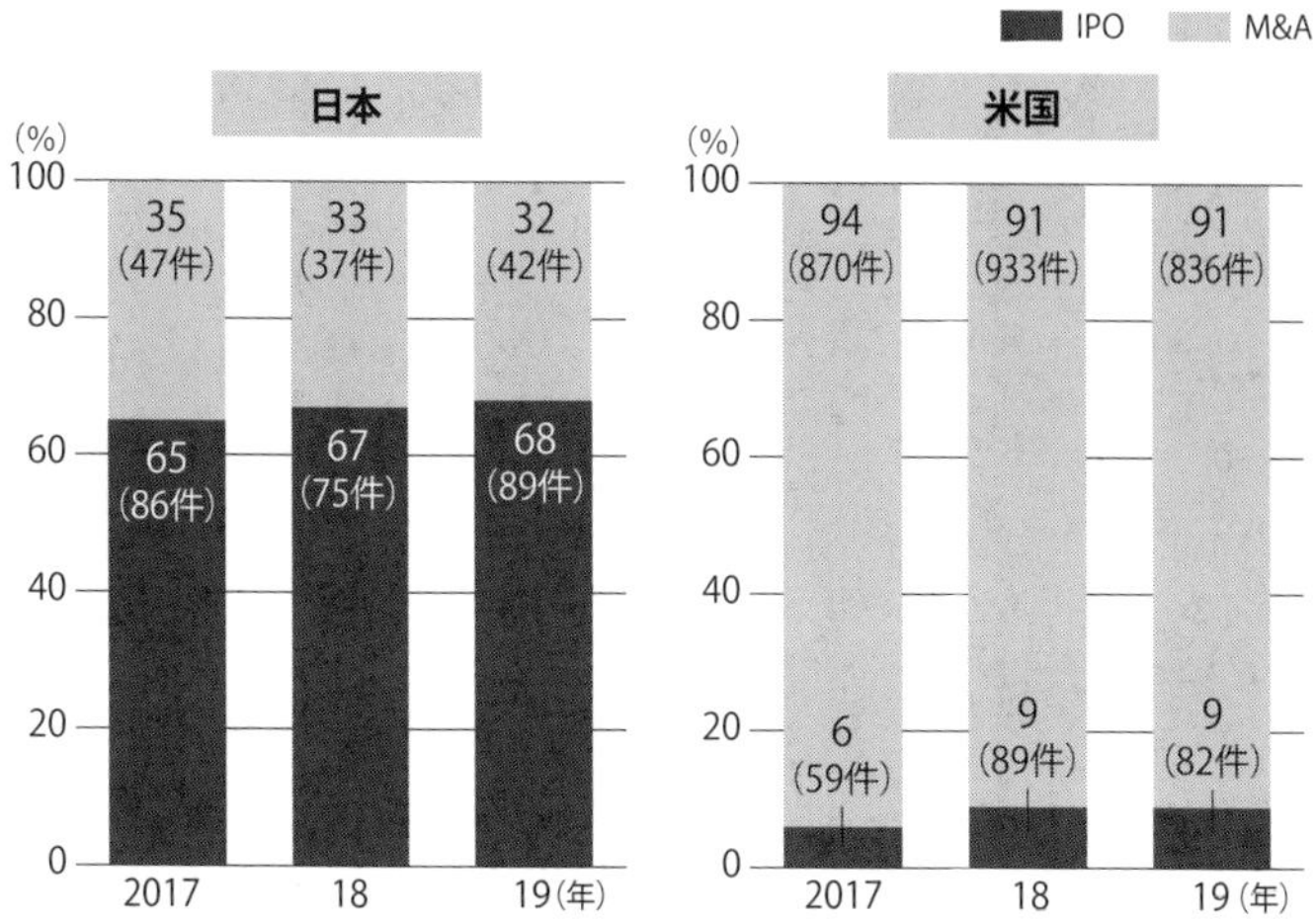

図7-9　VC投資先企業のIPOおよびM&Aの状況

出典：経済産業省「大企業×スタートアップのM&Aに関する調査報告書」

さて、エグジットの状況は日本と米国で大きく異なります。VCの投資先としてエグジットを行ったベンチャー（バイオに限らない）の統計を見ると、米国ではM&Aが圧倒的に多く、エグジット全体の９割を占めています。これに対してIPOはわずか１割に留まります。

一方、日本のベンチャーを見ると、７割がIPOによりエグジットしています。これは結果論ではなく、実際、日本のベンチャー企業の多くはエグジット戦略の第一選択肢としてIPOを目指しています。

さらに、日本のベンチャーのうちM&Aを行っているのはほとんどがITベンチャーであり、バイオベンチャーは、過去10年を見てもM&Aによるエグジットの事例は片手で数えられるほどしかありません。なぜ、このような違いがあるのでしょうか。日本のバイオベンチャーのM&Aが少ない理由として考えられることをいくつかまとめてみます。

大手製薬会社にとっては小規模な日本のバイオベンチャー

２０００年代までの、製薬会社が数多くのブロックバスターを自社開発していた時代には、各社が30％を超えるような営業利益率でした。研究開発効率が下がった現在では、全ての会社がそのような高い利益率を保っているわけではありませんが、それでも他産業と比較すると依然として利益率が高く、それにより潤沢な現預金を保有するキャッシュリッチな業界です。

実際、米国の投資銀行によると、欧米の大手18社のメガファーマが２０２２年末時点で手元に保有する現預金残高は５０００億ドル（70兆円）にものぼります。

自社開発品に枯渇している中で買収資金は潤沢なこともあり、製薬業界自体は新たなパイプラインを入手するための手段として買収が盛んに行われている業界だといえるでしょう。しかしながら、数十億ドル規模のバイオベンチャーが数多く存在する米国に比べ、日本のバイオベンチャーの規模はさほど大きくありません。そのため、豊富な手元資金を効率的に活用したい製薬会社にとっては、日本のバイオベンチャーの規模は小さすぎるのです。

VCによるM&Aの経験不足

そもそもバイオベンチャーのエグジットとして過去10年間を見ても、数件しかM&Aが起きていない中では、バイオ投資を行うVCにもM&Aの経験がありません。もちろんエグジットの選択肢としてM&Aも念頭に置いてはいるものの、経験がない中、教科書的な知識だけで実現できるほど簡単なものではありません。

また、通常であれば売り手と買い手の媒介を行う投資銀行のようなM&Aアドバイザーにとっても、数十億円から数百億円規模が中心の日本のバイオベンチャーのM&A案件は、さほど大きな利益にならないこともあり敬遠されがちです。海外バイオベンチャーの買収経験がある国内製薬会社であっても、M&Aアドバイザーが付かない案件を自前で買収するようなことは滅多に行いません。

導入（ライセンス）を好む国内製薬会社

製薬会社はベンチャー企業を丸ごと買収するよりも、必要な開発パイプラインだけを導入することを好みます。

買収を行うには高額な対価を支払い、バイオベンチャーが持つ技術や開発パイプラインのみならず、従業員や研究設備まで引き受けなければなりません。それにもかかわらず、買収価格の大半の価値を占めている開発パイプラインは、臨床試験の途中で失敗してしまうかもしれません。むしろ、一般的な第2相臨床試験の成功確率が30％台であったことを思い出せば、失敗するケースのほうが多いのです。

そのため、製薬会社にとってはバイオベンチャーを買収するよりも、必要な開発パイプラインを導入するほうに経済的合理性があります。導入する場合には、最初にアップフロントと呼ばれる一時金を支払うものの、その後は、開発が進んだり申請や承認に至ったりした際に発生するマイルストーン支払い、売上に応じたロイヤリティ支払いに分けられるので、いわば支払いを成功報酬形式にすることが可能なのです。

M&Aにより丸ごとベンチャーを買うか、開発パイプラインを導入すればよいかは製薬会社とバイオベンチャーの力関係によって決まります。バイオベンチャーが様々な製薬会社から注目されている開発パイプラインを持っているのであれば、M&Aでないと応諾しないという選択肢もあり得ます。一方、興味を示しているのが1社だけであるならば、製薬会社側に選択肢があります。米国で見かける高額なバイオベンチャーのM&A事例の多くは、バイオベンチャー側に交渉力があるケースです。

ところが、日本のバイオベンチャーの場合には、製薬会社のほうがバイオベンチャーよりも交渉力があることが多いために、M&Aが起こりにくくなっています。これを解消するにはバイオベンチャーが交渉力を持つ、すなわち多くの製薬会社から注目されるような開発パイプラインや技術を持つことが必要です。

その他の理由として考えられること

経済産業省による「大企業×スタートアップのM&Aに関する調査報告書」の中では、日本でM&Aが少ない理由について、バイオに限らず一般的な観点から、主にベンチャーを買収する企業側の意識に起因する5つの事項が挙げられています。

①M&Aよりも自社単独での研究開発を優先する。
②株主から短期的な利益を求められるため、M&Aのような中長期的な投資が選択肢に入りにくい。
③ベンチャーに対するM&Aの成功率が10割でないといけない（失敗が許されない）と考える傾向がある。
④買収企業と被買収企業（＝ベンチャー）の間で、バリュエーションが合意に至らない。
⑤のれんの減損が発生すること、及び投資家からのネガティブな評価を懸念する。

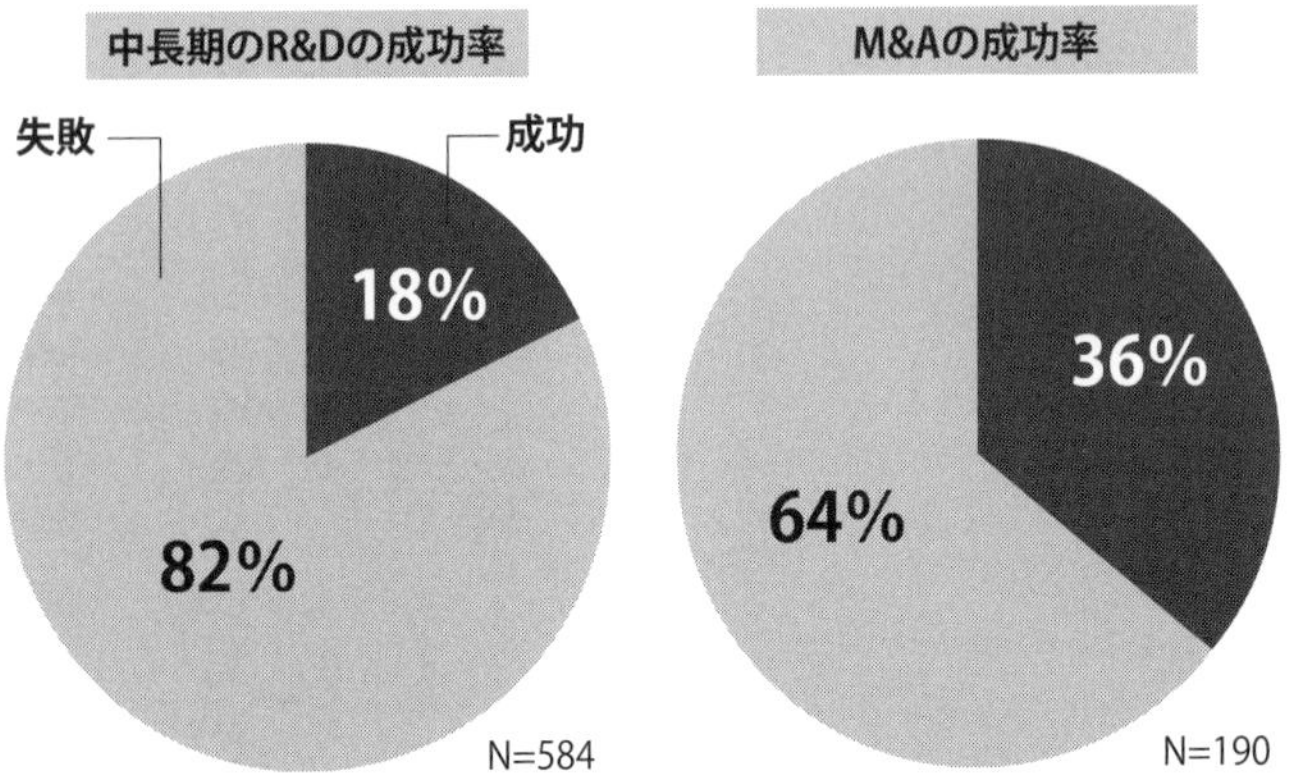

出典：一般社団法人日本総合研究所「中長期視点に立った日本版イノベーションシステム構築に向けた調査（平成24年度経済産業省委託調査報告書）」

出典：デロイトトーマツコンサルティング株式会社「M&A経験企業にみるM&A実態調査（2013年）」

図7-10　自社開発の成功率とM&Aの成功率

このうち、①と③について解説します。米国ではＧＡＦＡＭに代表されるような大企業ではベンチャーに対して積極的にＭ＆Ａが行われ、成長戦略としてＭ＆Ａが多用されているのに対して、日本では今でも大企業を中心に自前主義の傾向が強く、外部から新しい技術を取り入れるよりも自社の研究開発が優先されています。この自前主義は第１章でも取り上げた通り、製薬業界でも「ＮＩＨ症候群」として当時よく耳にしました。

しかしながら、いくつかの研究によると、図7-10で示されるように、実際にはＭ＆Ａの成功率のほうが、自社での中長期の研究開発の成功率より高いことが示唆されています。

製薬業界でいえば、失敗品のサンクコストを含めた医薬品１つ当たりの必要資金をバイオベンチャーの買収や開発パイプラインの導入に使っていれば、より成功確率が高くなるということです。

戦略としてM&Aを選択しやすくするためには

日本でバイオベンチャーのM&Aを増やすための最善の方法は、魅力的なバイオベンチャーを作ることです。製薬会社から引く手あまたのバイオベンチャーになることで、ベンチャー側からもM&Aを選択肢にすることができるようになります。

もちろん、技術や開発パイプラインが優れていることが一番ですが、それ以外にもいくつか重要なことがあります。

例えば、優れた従業員を持っていることも重要です。製薬会社にとってベンチャーの買収を行うことは、技術や開発パイプラインのみならず、ベンチャーの従業員やインフラも獲得することを意味します。これらの従業員の役割が製薬会社の社員のそれと重複してしまうと買収の重荷になってしまいます。一方、彼らベンチャーの従業員は技術や開発パイプラインの一番の専門家であるため、買収後にも活躍が期待できるのならば、製薬会社にとって逆に説明材料にすることも可能です。

つぎに、バイオベンチャーや彼らを支援するVCがM&Aの知識を身につけることも重要です。ＩＰＯには数年にも及ぶ準備期間や上場審査基準に沿ったビジネスモデルや社内体制の構築が必要になります。医薬品の開発を最優先させることや、ひいては企業価値を向上させることを考えれば、Ｍ＆Ａを第一選択肢として考えるべきです。エグジット戦略はＶＣが押し付けるものではなく、ベンチャーの経営陣の意向が重要になります。お互いが必要な知識を持ち寄り、協議をしながら合意の形成を行うことが大事なのです。

また、パイプラインの導入を好む製薬会社に対しては「アーンアウト」と呼ばれる仕組みを提案することも考えられます。アーンアウトは、買収時に製薬会社が支払う金額を買収総額の一部に抑え、買収されたベンチャーが保有している開発パイプラインがある一定の目標を達成した時に、残りの対価を支払う方法です。一部を前払いとし、残りを成功報酬とするようなこの方法であれば、製薬会社にとっても、開発に失敗した時の支払額を抑えることができるため、受け入れやすいスキームになります。

第６章のカンパニークリエーションの項では、「成功確率を上げる」という説明をしましたが、例えば、最初からカンパニークリエーションの枠組みに、製薬会社に買収してもらうような仕組みを組み込むようなこともできます。最初に設定した一定の目標を達成したら、それがトリガーとなり、製薬会社が決められた価格でバイオベンチャーを買収するというものです。日本のバイオベンチャーによる事例は少ないですが、海外ではたまに見るスキームで、「Build to buy」などと呼ぶこともあります。

ここで挙げたことは一例に過ぎませんが、M&Aは相対取引ですので相手側と合意することで様々なスキームを取ることができます。最初は両者の目線が異なっていても、協議を重ねて相手が気にしているポイントが分かるようになれば、スキームを工夫することで両者の関心ごとを満たせることもあります。現時点ではバイオ領域で相談できるような専門家は必ずしも多くはありませんが、バイオベンチャーもVCも自身のノウハウを高めると同時に、相談できる専門家とのネットワークを構築しておくとよいでしょう。

COLUMN

日本のユニコーン企業数は？

設立10年以内の未上場企業でありながら、その評価額が10億ドル（1400億円）を超えるベンチャーのことを、めったにお目にかかれないという意味で、伝説の生き物である一角獣になぞらえて「ユニコーン」と呼びます。

この言葉は、米国のVCであるカウボーイ・ベンチャーズ社のアイリーン・リー氏が使い始めたことをきっかけに知られるようになり、今ではベンチャーの世界では広く認知されています。かつては、米国のFacebook（現Meta）やTwitter、そしてモデルナ、日本のメルカリなどもユニコーンでした。

アイリーン・リー氏がユニコーンという言葉を使い始めた2013年当時、世界でもユニコーンに当てはまるベンチャー企業はわずか39社しかありませんでした。

ところが、調査会社CB Insightsによると、2022年10月現在、その数はなんと約1200社にものぼります。その半数強が米国、次いで約15%が中国のベンチャーです。また、バイオを含むヘルスケア領域を見ると、およそ100社のユニコーンが

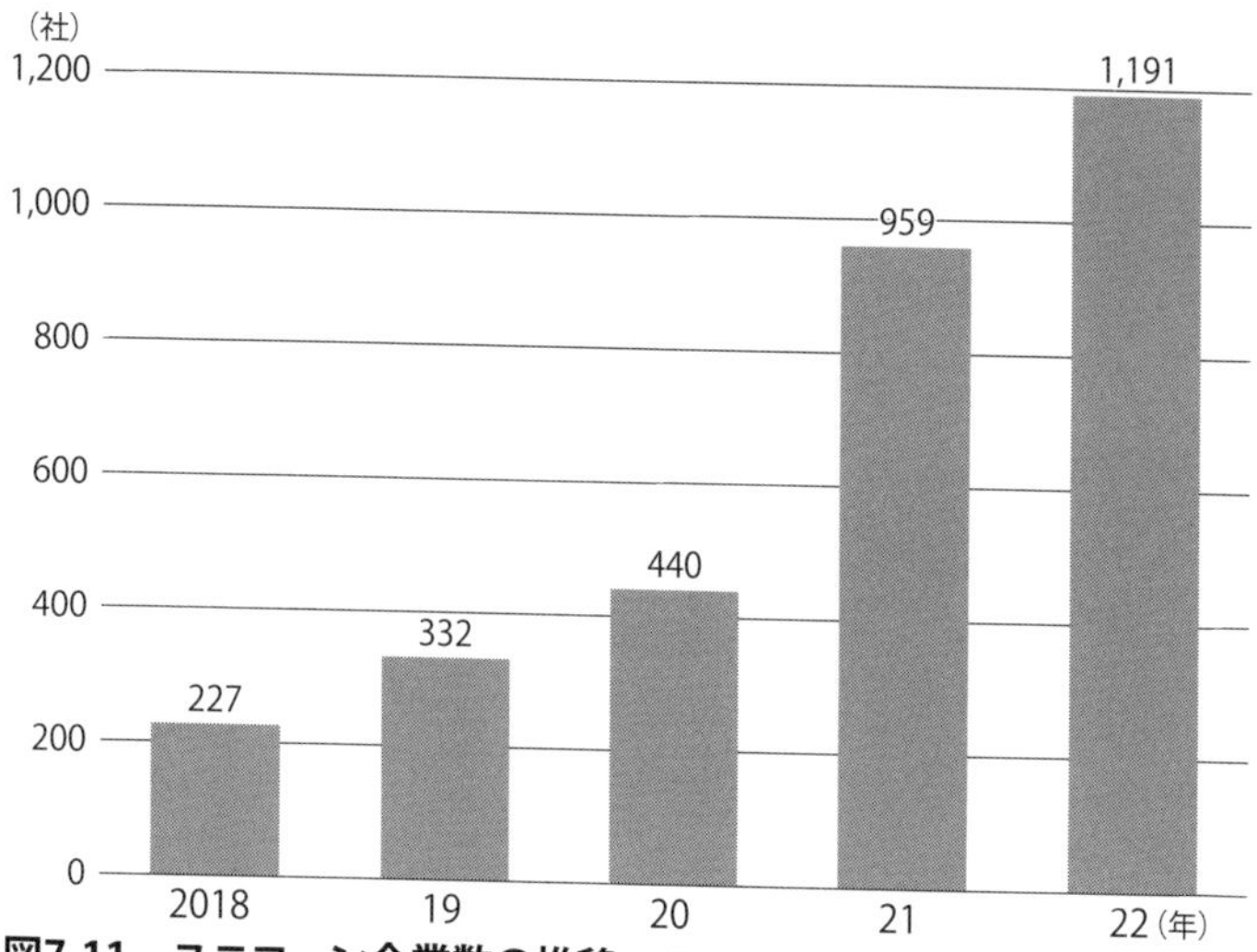

図7-11　ユニコーン企業数の推移　出典：CB Insights

存在します。

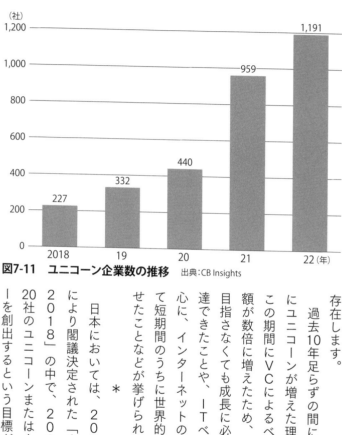

過去10年足らずの間にこれほどまでにユニコーンが増えた理由としては、この期間にＶＣによるベンチャー投資額が数倍に増えたため、早期に上場を目指さなくても成長に必要な資金を調達できたことや、ＩＴベンチャーを中心に、インターネットの普及等によって短期間のうちに世界的に売上を伸ばせたことなどが挙げられます。

＊

日本においては、２０１８年に政府により閣議決定された「未来投資戦略２０１８」の中で、２０２３年までに20社のユニコーンまたは上場ベンチャーを創出するという目標が掲げられて

順位	社名	事業内容	評価額(億円)
1	Preferred Networks	機械学習・深層学習など最先端技術の実用化	3,539
2	GVE	CBDC(中央銀行発行デジタル通貨)プラットフォームの開発	2,245
3	スマートニュース	スマートデバイスに特化したニュースアプリ	2,004
4	SmartHR	クラウド人事労務ソフト「SmartHR」など	1,731
5	TRIPLE-1	半導体システム「KAMIKAZE」の開発	1,641
6	クリーンプラネット	凝縮系核反応を用いた新水素エネルギーの実用化研究	1,457
7	Spiber	新世代バイオ素材開発	1,457

図7-12　日本国内のユニコーン　出典:STARTUP DB

います（その後、２０２０年には「成長戦略フォローアップ」において、２０２５年までに50社のユニコーンまたは上場ベンチャーに上方修正。さらに、２０２２年には「スタートアップ育成５か年計画」で、近い将来１００社のユニコーン創出に修正）。しかしながら、評価額が10億ドルを超える未上場ベンチャーは、２０２２年10月現在わずか7社であり、ユニコーンはまだまだ伝説の域を脱していないようです。

少ない理由としては、先ほどの、海外でユニコーンが急激に増えた理由を翻して、日本のＶＣによる投資額がまだまだ大きくなく、ある程度成長した企業がさらなる成長に必要な資金を調達するためには、証券取引所への上場が必要となることや、言語の違いなどを理由にITベンチャーの海外進出がうまくいっていないことなどが挙げられます。

＊

なお、評価額が100億ドル（1兆4000億円）を超える企業は、ユニコーンと比較して10倍という意味の「deca」を組み合わせ「デカコーン」、1000億ドル（14兆円）を超える企業は100倍を意味する「hecto」を組み合わせ「ヘクトコーン」と呼ばれています。2022年10月現在でデカコーンは55社、そして、ヘクトコーンは、TikTokを運営する中国のByteDance社（1400億ドル）、イーロン・マスク氏率いる航空宇宙メーカーであるSpaceX社（1270億ドル）、中国のアパレルE-commerceのSHEIN（1000億ドル）の3社とされています。

今の時代、国の経済成長と発展がベンチャーの成長にかかっているといっても決して過言ではありません。上場企業に目を向けても、世界の時価総額トップ10社中7社が、もともとVCから出資を受けていたベンチャーなのです。

日本企業は、バブルの時代であった平成元年には世界の時価総額トップ10社中7社、そして50社中32社を占めていましたが、ベンチャーの育成に乗り遅れた今、トップ50社に入るのはトヨタのみです。今後の巻き返しが期待されます。

第8章

創薬分野のベンチャーキャピタリストという仕事

ベンチャーキャピタリストの業務と必要スキル

これまでにない画期的な製品やサービスを作り出し、時には新たな産業をも生み出すのがベンチャー企業であるならば、その経営陣に伴走し、羽ばたいていく過程をサポートして後押しできるのがＶＣです。そのＶＣで投資担当者として実務を行うのがベンチャーキャピタリストです。

経営陣の投資担当者として実務を行う

キャピタリストは、ベンチャーが走る驚異的な成長スピードに遅れないように付いていかなければならないどころか、多くの場合ペースメーカーとして経営陣をリードしなければなりません。また、１００のベンチャーがあれば、経歴も性格も異なる経営陣が１００種あるわけで、彼ら全ての良き相談相手になるのは並大抵のことではありません。

そのためには、経営陣が直面する様々な課題——研究開発、事業戦略、財務・会計、人事・労務、特許、法務、広報など会社のこと全てについて適切な時に適切なアドバイスができるような知識と経験、人脈を紹介できるようなネットワークを持ち合わせていなければなりません し、経営陣と同じくらいそのベンチャーのことを真剣に考え、時には先回りをして問題が顕在化する前に対処することも必要かもしれません。

その分、伴走したベンチャーが成功した時は感慨深いものがあります。キャピタリストとしても、経営陣から本当にたくさんのことを学べるでしょう。

さて、日本ベンチャーキャピタル協会には２０２３年5月現在、会員として１４３社のＶＣが登録されています。わずか44社だった10年前と比較すると3倍以上に増えています。コーポレートベンチャーキャピタル（ＣＶＣ：事業会社が自己資金でファンドを組成し運営するＶＣ）の会員数に至っては、10年前の2社から１１４社にまで増えており、この10年でいかにベンチャー企業に注目が集まったか、そしてそれを支えるＶＣ業界も成長したかを垣間見ることができます。

老舗のＶＣの中には、数十名にも及ぶキャピタリストが在籍しているところもありますが、多くのＶＣは数名のキャピタリストを中心に投資活動を行っています。また、今日においてはキャピタリストを新卒で採用している会社は極めて少ないのが実情であり、多くは中途採用として門戸を叩くことになります。

とはいうものの、キャピタリストの仕事内容や、必要とされるスキル、キャリアパス、報酬形態などは表面に出ない部分も多く、そのことが将来のキャリアとしてキャピタリストを目指す人には実態が分かりにくい要因となっています。あるいは、キャリアパスの選択肢の一つとしてキャピタリストという仕事に巡り会うこと自体を難しくしているかもしれません。

本章では、キャピタリストの業務や必要スキル、キャリアパスや報酬制度などについて、説明していきます。

VCの業務① 投資関連業務

・ディールソーシング

ディールソーシングとは、それぞれのVCで掲げる投資戦略に沿って投資案件を見つけてくる業務です。

ベンチャーによるピッチコンテストやネットワークイベントなどで出会うこともあれば、キャピタリスト自身の様々なネットワークを活かして、他のVCや投資先、大学などの紹介を受けることも多いです。

カンパニークリエーションのように、ゼロからベンチャーを作るのであれば、大学や学会を訪問したり論文を見たりしながら優れた研究を探すところから始まります。なお、名前が知られているVCであればあるほど、ベンチャーや起業家からの持ち込み案件も増えていきます。

最近ではＳＮＳを通じたベンチャーからのコンタクトも増えています。

・デューデリジェンス

デューデリジェンス（ＤＤと略されることもあります）とは、探し出した投資案件について、それが投資するにふさわしい企業かどうか、投資する価格が妥当かどうかを様々な観点から検証する作業です。

ディールソーシングでは多くのベンチャーを目にすることになりますが、その全てに投資ができるわけではありません。ＶＣとしてはリターンが見込める案件を選ばなければならないため、事業面、財務面、人事面など様々な角度から評価を行います。

バイオベンチャーをデューデリジェンスする際の評価項目の一例を挙げると、事業面では、開発パイプラインについて市場規模、開発可能性、競合品、特許などの観点から評価を行います。財務面では、事業面の評価内容をもとに将来の売上や利益から企業価値を算出し、定量的な観点から投資案件として魅力的かどうかの判断を行います。人事面では、経営陣や従業員に必要なスキルが備わっているか、不足する人材についてはきちんとした採用計画が立てられているかなどを見ます。

デューデリジェンスの途中で重要な懸念点が見つかり、投資を断念することも珍しくありません。なお、デューデリジェンスにかかる費用や費やす時間の観点からも、全ての投資案件に対して詳細なデューデリジェンスを行うわけではなく、本格的に投資検討を行う案件ほど入念に調査を行います。

・投資実行

デューデリジェンスで分析を行った情報や、投資条件（投資金額、株価、資本政策、その他株主としての権利など）をもとに投資可否の判断を行います。投資の可否は、投資委員会に諮《はか》った上で決められます。

投資委員会の構成や、投資の承認可決に必要となる要件などはVCごとに異なります。また、投資委員会を開くまでに投資委員への事前の了承が取り付けられ、投資委員会に付議されれば可決されるVCもあれば、投資委員会の場で侃々諤々の議論が行われて投資の可否が決まるVCなど、投資委員会の位置付けも様々です。全会一致で決めるところもあれば多数決で決めるところもあります。

投資委員会による承認可決がなされれば、ベンチャーとVCの間で契約書を締結し、投資が行われることになります。

・モニタリングと経営支援

投資実行後は、ＶＣがベンチャーの株主になります。定期的に投資先ベンチャーの経営や財務に関する情報をもらったり面談を行ったりして、事業の進捗状況を把握します。これをモニタリングと呼びます。

また、大株主であればあるほど経営陣と伴走しながら様々な経営支援を行います。これをハンズオン支援と呼びます。多くのケースではキャピタリストを取締役として派遣し、会社の重要な意思決定に携わります。事業戦略、財務戦略、特許戦略、資本政策、研究開発計画、人材採用、エグジット準備など多方面にわたって、時には計画を一緒に作り、時には経営陣が作った戦略の壁打ち相手となり、手直しをすることもあります。

一方、積極的な支援を行うハンズオン支援に対して、支援を行わない場合をハンズオフと呼びます。例えば、少数株主である場合には、大株主である他のＶＣにハンズオン支援を任せます。

ＶＣの業務②　ファンド管理関連業務

・ファンド組成

金融系ＶＣやＣＶＣなど、親会社が全額出資を行う会社を除くと、多くのＶＣは外部のＬＰ

投資家から資金を集めてファンドを組成しています。

この、ファンド組成のために資金を集める活動をファンドレイズと呼びます。VCは、投資家に対して過去のファンドの成績（トラックレコード）やキャピタリストの経験と実績を示すことで、新しく立ち上げるファンドでも高いリターンを上げることの蓋然性《がいぜん》を説明し、ファンドへの出資をお願いして回ります。

主にVC内でシニアなメンバーがファンドレイズに当たりますが、中にはファンドレイズ専門の人材を配置しているVCもあります。ファンドレイズ以外の時期にも投資家を訪問し、コミュニケーションを図りながら、出資に対するスタンスを確認しておくことも重要です。

・投資家への報告・連携

ファンドを組成し運用を開始した後には、出資をしてくれたLP投資家に対して定期的に運用状況の報告を行います。報告の頻度はLP投資家との契約によって定められており、例えば半年ごとに一度運用報告書を作成して説明を行います。

また、少なくとも年1回は出資者総会を開催します。出資者総会は、株式会社における定時株主総会に当たるもの、というと分かりやすいかもしれません。加えて、新規投資が行われた場合にはその報告を行い、投資先がエグジットを迎えた時には回収した資金をLP投資家に分配するのも業務の一つです。

その他、LP投資家が事業会社である場合は、シナジーがありそうなベンチャー企業の紹介などを行うこともあります。このように、LP投資家には日頃から運用状況についてきちんとした報告を行い、良好な関係を保つことが重要です。

バイオのベンチャーキャピタリストに求められるスキル

業務内容を理解していただいた上で、私が考えるバイオ領域のキャピタリストとして重要なスキルをいくつか挙げたいと思います。ロジカルシンキングやコミュニケーション能力などの汎用的なビジネススキルは特筆すべき点がない限りは割愛し、キャピタリストの実務に照らし合わせて説明します。

また、ここでは、主に投資関連業務について述べます。ファンド管理関連は経験を持つシニアなメンバーが中心になるケースが多いことや、ファンド管理専門の社員の採用機会も多いことから、キャピタリストが取り組む業務内容としては限定されるためです。

①サイエンスに関する知識

バイオ領域でディールソーシングを行う場合には、アーリー段階の案件ほどサイエンスへの目利きが重要になります。その技術や創薬シーズの有効性に関するデータが出揃う前の段階であるため、サイエンスの知識をもとに競合に対する優位性を読み取り、最適な用途を見出すことなどが必要になります。

実際、海外の著名なＶＣでは、キャピタリストとして医師資格保有者や科学分野での博士号取得者が数多く在籍しているばかりか、そのほとんどがサイエンスバックグラウンドというところも珍しくありません。

最新のサイエンスあるいは優れたサイエンスになればなるほど、既存の知識でその全てを理解することが難しくなります。その場合、専門家の意見を聞くこともよくありますが、専門家とディスカッションをするにも土台となる知識は必要です。

常日頃から最新のサイエンスにアンテナを張り巡らせ、画期的な案件を見つけた時に直感が働くくらいの知識は持ち合わせておくことも重要です。

創薬の知識、すなわち薬の研究開発のステップに精通していることも重要ですが、土台となるサイエンスの知識に比べると後からでも学びやすい印象を受けます。というのも開発についてはその流れが比較的しっかりと決まっていますし、医薬品の承認を行うＰＭＤＡによるガイドラインや、過去に行われた開発品の資料も豊富だからです。

②ネットワーク

キャピタリスト個人のネットワークも重要になります。投資の業界において「残り物には福がある」ということはあまりありません。皆が知っている案件とは、すなわち皆が投資を見送ってきた案件であり、良い情報ほど回ってこないものです。そのため、自分にしかアクセスできないような案件に当たることは重要です。

自身の研究者ネットワーク、起業家ネットワーク、投資家ネットワーク、製薬ネットワークなど様々なつながりを通じて、独自の案件を見つけられる、もしくは作り出せるということで他のキャピタリストに差をつけることができます。また、ディールソーシングの母数が多いほうが、良い投資案件が含まれる期待値も上がります。

ネットワークはディールソーシングに留まらず、投資後の経営支援の際にも重要になってきます。ハンズオン支援では事業戦略、財務戦略、特許戦略、資本政策、研究開発計画、人材採用、エグジット準備など多面的な知識が必要となる中で、これら全てについて個々のキャピタリストやＶＣが専門的なレベルで知識を持ち合わせることは不可能です。

そこで、必要な時に適切な人材からアドバイスやコンサルティングを受けられるようなネットワークは差別化につながります。

③説明力

VCは、チームとして多角的な能力を持っているほうが投資先のベンチャーに対して広範な経営支援ができますし、ひいては企業価値やエグジットの可能性を高めることができます。

一方で、キャピタリストはチームの一員でありながら、個人プレーヤーとしての性格も兼ね備えています。投資前のディールソーシングの段階では各キャピタリストが投資を行いたい案件を探し出し、組織としての投資可否の判断の場に諮ります。ファンドとして決まった投資資金枠がある中で、ある意味キャピタリスト間で投資枠の獲得競争が起こるわけです。

もちろん優れた技術でありリターンの可能性が高い案件でなくてはなりませんが、アカデミアの先生やベンチャー企業から受けたプレゼンテーションを持ち帰り、社内で投資の承認を受けるためには、彼らの想いを代弁できる説明力も必要になるのです。良い案件を見つけることができる目利きと、それを投資にまでこぎつけられる説明力の両輪があって初めて、キャピタリストとしては優れた案件に投資ができると考えています。

生まれ持っての才能を持ち合わせた人もいなくはありませんが、説明力が高い多くの人々はその裏で入念な調査や分析などの事前準備を欠かさないことから、これらの説明ができるようになっているのです。

④その他

ここに挙げた以外では、当然、財務分析、経営戦略、投資ストラクチャー、契約書などに関する知識も重要です。一方で、後述する通り、日本でも近年科学技術の博士号取得者などのバックグラウンドを持つキャピタリストが増えてくる中で、多くの方はこれらの知識についてキャピタリストとしての門戸を叩いた後に勉強して習得をしています。

ＶＣが増えるにつれ、テクニカルな知識に関する教科書が増えてきていることもその一助を担っているのでしょう。

英語力に関しては、国内のベンチャーのみを対象にするＶＣであればさほど問題にはならないかもしれません。しかし、最近では海外案件の紹介を受ける機会も、国内案件を海外に紹介する機会も増えています。ベンチャー企業の提携先が海外企業ということも増えています。そのため、必須ではありませんが、備えているほうが活動の幅が広がるでしょう。

キャリアパスと報酬制度

続いて、キャピタリストのキャリアパスや報酬制度について見ていきましょう。

キャピタリストの大半が中途採用。以前のキャリアは？

現在のところ、新卒採用を行っているVCは大手など数社に留まります。業界自体がこの10年で急拡大したこともあり、まだまだ多くのVCが少数精鋭でファンドの運営を行っているため、新人を採用して育成するよりも即戦力の採用が主体になっています。

このように、キャピタリストの大半が中途採用を通じてVCに入社しているわけですが、バイオ領域のキャピタリストの場合、入社前のキャリアは概《おおむ》ね以下の3通りに分類されます。

1. 製薬会社出身者
2. コンサル・投資銀行出身者
3. 親会社からの出向者（金融系VCやCVCの場合）

製薬会社出身者の場合には、研究開発部門出身が大半を占め、サイエンスの目利きに優れるとともに、創薬の経験と知識を持ち合わせています。また、研究開発部門を経た後に経営企画や事業開発、CVC部門を経験し、経営や財務に関するスキルセットを学んだ人が多いのも特徴です。

逆に、コンサル・投資銀行出身者の場合には業務上、一通りの経営や財務関連の知識、スライド作成やエクセルのスキルを持っていることに加え、クライアントとして製薬業界を担当していた、あるいは大学時代にサイエンスを専攻していたといった人が大半です。

そして、ここ10年でVCの数が大きく増える以前から業界を牽引してきたのは、銀行や証券会社などによる金融系のVCです。これらのVCでは今でも銀行や証券会社出身の人が大部分を占めています。加えて、近年新しく設立されたVCにおいても、金融系VCで経験を積んだ人が独立をし、マネジメントを務めるようなケースがほとんどです。このようなこともあり、VC業界全体としては、金融系のカルチャーであるといってもよいでしょう。

なお、学生が新卒でキャピタリストを目指す場合には、直接の門戸としてはジャフコのような大手VCが新卒採用を行っているようです。その他、一部のVCでは学生向けのインターンも行っています。

ちなみに、SNSを通じて私のところに直接採用をしているかの問い合わせをくださる学生も、毎年数名いらっしゃいます。

キャピタリストには階層がある

キャピタリストのタイトルは、おおまかにジュニアと呼ばれる「アナリスト」「アソシエイト」と、シニアに当たる「プリンシパル」「パートナー」に分かれています。パートナーにはさらにいくつかの階層があります。ＶＣ業界が成熟している米国を中心に、以下の通りタイトルごとに明確な役割が決められています。

アナリスト

新卒もしくは他の職でも2～3年未満の経験者で、最もジュニアな立場であり、トレーニングの位置付けです。アソシエイトの指示のもと、市場調査や財務分析など多くの作業を行いますが、ディール（案件ストラクチャーや契約書交渉など投資実行に関わる業務）における役割は限定的です。

アソシエイト

コンサルや投資銀行、製薬会社などの経営企画、事業開発などでジュニアとしての経験が必要です。アナリストに指示を出し、市場調査や財務分析などを取りまとめる立場であり、プリンシパルやパートナーの指示のもとで、ディールについても関与します。また、投資後の経営支援においても実務を担います。

プリンシパル（ディレクターと呼ばれる場合もある）

ジュニアの役割を一通り経験し、一握りの優秀な人材が昇進するポジションであり、パートナーを目指す位置付けです。ディールについて主体的な役割を果たすとともに投資案件を管理し、投資先の社外取締役に就くこともできます。

パートナー

ファンド組成に関わり、組成後にはファンドを管理する立場です。投資判断を行い、プリンシパル同様にディールに関わるとともに、投資先の社外取締役に就くこともできます。

ジェネラル・パートナー／マネージング・パートナー

ファンドに自己資金を拠出するとともに、パートナーの中でも実務上・管理上、より重責を担う立場です。ファンド組成、最終的な投資決定、人事、投資先企業の取締役会などに時間を割きます。

一方、日本の場合には人数的な制約もあり、ここまで体系的に役割分担をしているＶＣはほとんどありません。ＶＣ内での経験や前職での経歴に鑑み、主体的にディールソーシング、デューデリジェンス、投資実行、経営支援を行える能力がある場合にはプリンシパル以上（プリンシパルかパートナーかについては、これまでの投資案件の実績や前職での役職を考慮して決まります)、そうでない場合にはアソシエイトとすることが多いように感じます。

通常は1つの投資先につき、ジュニアとシニアが1人ずつバディを組んで役割分担をすることが多いですが、階層化するほど人数が多くないVCでは、シニアポジションであってもジュニアの役割までこなすのが通常です。一方、ジェネラル・パートナーやマネージング・パートナーは、そのVCの社長や代表取締役などの立場にある人が就きます。

少し派生した業務形態では、ベンチャー・パートナーとEIR(アントレプレナーインレジデンス)があります。ベンチャー・パートナーは投資先のハンズオン支援のプロフェッショナルとしてハンズオン支援のみに関わり、ディールソーシングなどは行いません。EIRはキャピタリストとしての役割を果たしますが、いずれかのタイミングで投資先ベンチャーに経営陣として転籍します。ゼロから起業する場合と異なり、VCから給料をもらいながら起業する案件を探すことができますし、VCとしてもその人の能力や人となりを把握した上で投資先の経営陣に据えることが可能です。

キャピタリストの報酬は3種類

キャピタリストの報酬は、ベース、ボーナス、キャリーの3種類に分かれます。ベースとボ

<table>
<tr><th>タイトル</th><th>サイトA</th><th>サイトB</th><th>サイトC</th></tr>
<tr><td>アソシエイト</td><td>600〜1,200万円</td><td>600〜1,200万円</td><td>500〜900万円</td></tr>
<tr><td>プリンシパル</td><td>1,200〜1,500万円</td><td>1,200〜1,500万円</td><td>900〜1,200万円</td></tr>
<tr><td>パートナー</td><td rowspan="2">1,500〜3,000万円</td><td rowspan="2">1,500万円〜</td><td rowspan="2">1,500万円〜</td></tr>
<tr><td>ジェネラル・パートナー</td></tr>
</table>

図8-1　キャピタリストの報酬水準

ーナスについては他の業種と同じく、固定給と各年度の賞与を指します。キャリーは正式にはキャリードインタレストと呼ばれ、ファンドの投資成績に応じて支払われる報酬です。

ベースおよびボーナスはファンドの管理報酬から支払われ、キャリーは成功報酬から支払われます。一般的には毎年の管理報酬はファンド総額の２％、成功報酬はファンドの元本の超過リターンの20％です。例えば、１００億円のファンドであれば、毎年の管理報酬として２億円が運営費として充てられ、この中からキャピタリストへのベースとボーナスも支払われます。

成功報酬については、１００億円を２００億円に増やすことができた場合、元本超過分の１００億円のうち、80％を投資家に分配し、残り20％に当たる20億円がＶＣに残ります。この20億円の一部を今後の運営のためにＶＣに留保し、残りがキャリーとしてキャピタリストに付与されることになります。

それでは、気になる報酬水準ですが、いくつかの転職エージェントのサイトなどではベース＋ボーナスの年収について図８－１のようなレンジで示されています。

一方、キャリーの割合については各社でブラックボックスとなっていて、その内容は大きく異なるようです。米国の場合には、一般的にジュニア層にはキャリーは支払われない、もしくは非常に小さな割合に留まり、シニア層に当たるプリンシパル、パートナー、ジェネラル・パートナー間でも傾斜がかなり大きいようです。

キャピタリストのキャリアパス

キャピタリストとしてVC内で昇進していくケースと、外部に新たなキャリアパスを求めるケースがあります。ここでは、VCを退職したキャピタリストが進むキャリアパスの典型例をいくつか挙げてみましょう。

まず一つは、独立して自身で新たなVCを設立するケースです。ただ、キャピタリストとしてアピールするに足る投資実績と経験がないことには投資家から資金を集めることができませんので、ハードルは決して低くはありません。IT系では自身が担当した投資案件が成功し、資産を築いた起業家から出資してもらうようなことがよくありますが、バイオ領域では必ずしも多くはありません。

2つ目として、キャピタリストからベンチャー企業の経営陣へと移るケースがあります。E

ＩＲは最初からそのようにデザインされた職種ですが、それ以外にもキャピタリストとして経営陣と伴走しているうちに、反対側でチャレンジしてみたくなるケースも多いようです。

３つ目として、投資領域や投資方針がより自分の能力に合うような同業他社に移籍をするケースです。それまでに培った経験や知識をそのまま活かすことが可能ですが、投資先の情報などをそのまま活用すると守秘義務に違反することになりかねないので注意が必要なケースです。

最後に、製薬会社出身者の場合、製薬会社に戻る例が散見されます。研究が好きな人の場合には、投資先のバイオベンチャーを支援する立場ではなく、やはり自ら研究に携わりたいというケースもありますし、金融のカルチャーであるＶＣ業界が肌に合わないようなケースもあるようです。

COLUMN

ベンチャーキャピタリストのある一日

ベンチャー企業は大企業ではできないようなスピードで、日夜、新製品や新サービスの開発に励んでいますが、VCでの業務の様子はどうなのでしょうか。

結論から言うと、ベンチャーよりは忙しい時とそうでない時のメリハリがあるように思います。例えば、投資検討先のデューデリジェンスをしていて、その判断期限が目先に迫っているような時には多忙を極めます。また、投資先で問題が発生して緊急の対応が必要な時には、休日であっても経営陣と一緒に解決策を検討することもあります。

逆に、ファンドの投資できる金額をほぼ使い切ってしまい新規投資を行っていない時や、全ての投資先が順調に進捗している時などは、少し余裕ができるかもしれません。このような時は、投資先の支援に役立つネットワーク作りや、新しい知識を身につけるための自己研鑽《けんさん》を行うことが可能です。

さて、以下では、ベンチャーキャピタリストの業務の一部をイメージするための例となるような一日を挙げてみました。

9:00～11:00	この日は週1で行われているチーム会議の日。 各キャピタリストが1週間の業務の報告をしつつ、相互に経営支援に関するアドバイスなどを行う。 また、それぞれが新たに見つけてきた投資案件に関して、サイエンス面やストラクチャー面でディスカッションを行い、初期的な「Go ／ No Go」のスクリーニングを行う。 Go となった案件については、守秘義務契約書を締結し、さらに時間をかけた調査を行った上で最終判断を行うこととなった。
11:00～12:00	投資先であるシードステージのバイオベンチャー企業の社長とオンライン会議。 今日のテーマは、ベンチャーが半年後に予定している次回資金調達について新規投資家向けに作成したプレゼンテーション資料の打ち合わせ。 キャピタリストが作ったプレゼンテーション資料をベースに、修正点を確認していく。
12:00～13:00	他のキャピタリストと会社近くでランチ。 お互いの案件の進捗に関する悩み（例えば製薬会社との導出交渉の進め方など）を相談。 業務に関係ない話も交えながらリラックスする。
13:00～16:00	投資検討中の案件について、ベンチャー側から受領した投資契約書の草案を確認し、論点を洗い出し、検討を行う。 法務レビューが必要な個所については、弁護士に確認を依頼する。

16:00～17:30	新規のバイオベンチャーの来訪を受ける。 資金調達ラウンドへの出資の提案を受け、技術的な質疑応答を行う。 ミーティングが終わった後、競合他社や市場規模の状況について、インターネット上で初期的な調査を行い、社内への報告メモを作成する。
17:30～18:00	メールボックスの確認と返信、明日の予定の確認を行い、オフィスを出る。
18:30～21:00	２～３カ月に１回のペースで行われている、他のキャピタリストとの食事会に参加。 バイオ領域に投資を行うキャピタリストを中心に10～15名程度で集まり、飲食をともにしながら情報交換やネットワーキングを行う。

おわりに

ベンチャーキャピタリストとして、アカデミアの先生と起業について話していると、自分でバイオベンチャーをやってみたらどうかと言われることがよくあります。

私の場合、大学時代に研究を始めたのは自分の胃腸が弱かったことがきっかけでしたが、幸いなことに今ではとても優れた医薬品が発売されており、アンメットメディカルニーズはほとんどありません。そのため、私自身は何か一つの分野の研究に焦点を絞るよりも、いろいろなサイエンスを見ることができ、様々な企業の成長をお手伝いすることができるキャピタリストが性に合っていると感じています。

それはさておき、私が創薬やバイオベンチャーに携わってきた過去10年間を振り返ってみると、バイオベンチャーにとっては今が一番成功しやすい環境だとも確信しています。

もともと科学技術大国である日本では、アカデミアからの優れた研究には事欠きません。バイオベンチャーを取り巻く外部環境に目を向けると、ベンチャーエコシステムの整備が進み、ベンチャーの成功に必要なヒト・モノ・カネが循環するようになりました。

例えば、ヒトの面では、研究開発に関する経験や知識を持った製薬会社出身の人材がバイオベンチャーに入るようになるとともに、外部の弁護士や弁理士、コンサルタントといった専門家人材も充実しています。モノの面では、資金力のないバイオベンチャーが研究を行うようなインキュベーションラボが各地で整備されています。カネの面では、過去10年間でベンチャーへの投資額は10倍以上にも膨れ上がり、AMEDなどを始めとする行政機関からの助成金なども充実してきました。

そして、以前は自前で研究開発を行っていた製薬会社も、バイオベンチャーに創薬シーズを求める時代になり、研究開発が主体であり販売部隊を持たないバイオベンチャーの医薬品の受け皿もできました。

確かに米国のベンチャーエコシステムと比べると、特にお金を中心にまだまだ物足りない側面はあります。それでも、以前は米国と比べて20年遅れといわれてきた日本のバイオベンチャーですが、成功がドミノ倒し的につぎなる成功を呼び込みながら成長していくベンチャーエコシステムの特性を考えれば、バイオベンチャー大国の実現は、数年単位で可能だと思います。

近年では、米国の著名VCも日本市場に進出するなど、国際化の波もエコシステム発展の加速化に拍車をかけています。

そのため、もしバイオベンチャーの起業を迷っている先生や起業家の方がいるならば、ぜひ一歩を踏み出してほしいと思います。英語の「venture」は「リスクの高い」「冒険的な」という意味ですが、ベンチャーは今やリスクではなくチャンスなのです。

過去10年は、投資をする側であるＶＣにとっても飛躍の10年でした。１つのホームラン案件によりファンドのパフォーマンスが決まるＩＴ領域のベンチャー投資とは異なり、バイオ領域で良いパフォーマンスを上げるためには、アベレージヒッターとして高い成功確率で、かつリターンを最大化させるような投資を行わなければなりません。

本書では、そのための代表的な投資手法として、ＶＣが主導してバイオベンチャーを設立する「カンパニークリエーション」を取り上げました。米国では、一部の卓越したＶＣが、カンパニークリエーションによってバイオベンチャーをコントロールすることで再現性をもって高いリターンを実現させてきました。いわば、アベレージヒッターとしての勝ちパターンを構築したわけです。そうして生まれた会社の１つがモデルナでした。

日本でも今、バイオ領域においてカンパニークリエーションを始めとした、専門的なハンズオンを行うことができるＶＣが出てきました。金融や経営のスキルに加えて研究開発の高度な知識と経験が必要になりますが、製薬会社からの人材流入により、サイエンスが分かるベンチャーキャピタリストが増えたことがプラスに働いています。

VCが成功するためには、入口としてバイオベンチャーを設立したり投資をしたりするだけではなく、出口としてバイオベンチャーを成功裏にエグジットさせてリターンを実現することも必要です。米国ではバイオベンチャーがエグジットを行うための環境が整っています。上場するための市場が整備され、上場後のバイオベンチャーに投資を行う投資家も充実しています。バイオベンチャーのM&Aが頻繁に行われ、ノウハウも蓄積しています。

一方、日本では、今まさにバイオベンチャーにとって魅力的な上場市場を作るための改革が始まり、M&Aの事例が積み上がり始めたところです。ベンチャーの世界でも国際化が進む中で、ベンチャーは出口を海外の市場に求めることもできますし、そもそも設立を海外で行うようなベンチャーもあります。創薬に国境はありませんが、日本からつぎのモデルナを作るためには、エグジット環境の整備は課題点といえるかもしれません。

さて、本書では、バイオベンチャーやバイオベンチャーに投資を行うVCの仕組み、それらを取り巻くエコシステムや投資環境について一通りのことを説明してきました。本書をここまで読まれてきた方であれば、ベンチャーというとITベンチャーだけではなく、バイオベンチャーについても思い浮かべていただけるようになったのではないでしょうか。

病気がなくならない限り、私たちが生きていく上で薬は必要です。そして今や、新型コロナウイルス感染症のワクチンに限らず、私たちが直面する多くの病気に対する画期的な治療薬を生み出しているのは、製薬会社ではなくバイオベンチャーなのです。

ベンチャーが主役になる時代において、科学技術のポテンシャルは高いのに、それを形にするのがうまい米国に対して後塵を拝してきた日本ですが、助走期間を終えていよいよ走り出したところです。本書を読まれている方が、バイオベンチャーを作る立場であっても、支援する立場であっても、投資する立場であっても、全員が協調関係の輪にあります。本書の中でも何度かお伝えしたように、一度正しいほうへ回り始めた車輪は加速することはあれ、止まることは決してありません。もし、迷われている方がいれば、ぜひこの輪の中に加わりませんか。

2023年5月

栗原哲也

用語集

■アクセラレーター

起業後のベンチャーに対して成長のための短期間プログラムを提供する人材や団体。

■アセットクラス

投資対象となる資産の種類のこと。伝統的資産と呼ばれる国内株式、国内債券、外国株式、外国債券に加え、オルタナティブ資産と呼ばれるＶＣファンド、バイアウトファンド、ヘッジファンド、不動産、インフラストラクチャー、プライベートデット、天然資源などがある。

■アッセイ系

薬の候補となる物質が創られた後、動物やヒトに投与される前段階として、その物質について培養細胞などを用いて薬としての効果や毒性などを評価するための実験。

■アップフロント

契約一時金のこと。バイオベンチャーが製薬会社に医薬品候補物質や技術を導出する際に、一時金として受け取る対価。

■アンメットメディカルニーズ

満足のいく治療法がない病気に対する新しい薬・治療法のニーズ。

■伊藤レポート

「伊藤レポート２・０『バイオメディカル産業版』」のこと。経済産業省により設立された「バイオベンチャーと投資家の対話促進研究会」における報告書として２０１８年４月に発表された。レポートの中ではバイオベンチャーの上場における課題や提言などがまとめられている。

■インキュベーター

起業や新たな事業創出を支援する人材や団体。

■エグジット

ベンチャーがIPOやM&Aを行うこと。また、それによりVCが株式を売却して利益を獲得し、投資資金を回収すること。

■カンパニークリエーション

VCが主導でベンチャーを設立して投資を行う手法。

■ゴーイングコンサーン

企業が将来にわたって事業を継続していくという前提のこと。継続企業の前提ともいう。

■ストックオプション

あらかじめ決められた価格でベンチャーの株を購入できる権利。IPO後に権利を行使し、取得した株を売却することで利益を得ることができる。

■デューデリジェンス

探し出した投資案件について、それが投資するにふさわしい企業かどうか、投資する価格が妥当かどうか様々な観点から検証する作業。

■パイプライン

研究開発中の医薬品候補物質のこと。基礎研究・非臨床試験・臨床試験・承認申請を経て、新薬として上市される。

■バリュエーション

利益や資産、将来性の観点などから様々な手法でその企業の価値を評価すること。また、評価した価値のこと。

■ハンズオン

VCが投資先企業に社長や社外取締役などを派遣し経営に深く関与すること。

■ブロックバスター

全世界での1年間の売上が10億ドル、もしくは1000億円を超える医薬品。

■ベンチャーエコシステム

ベンチャーを創出し、育成するための仕組み。大学や研究者、起業家、VC、専門家、企業、行政などが互いに協力し合い、必要な経営資源や制度が整うことで、ベンチャーの創出と成長を加速させることができる。

■マイルストーン収入

ベンチャーから製薬会社に導出された医薬品候補物質について、製薬会社での開発の進捗に伴って発生し、ベンチャーに支払われる対価。どの時点をマイルストーンとするかなどの条件は事前に取り決められる。

■モダリティ

薬を創るのに用いられる基盤技術の種類。モダリティの例として、低分子化合物、ワクチン、ペプチド、抗体、核酸、細胞治療などが挙げられる。

■ロイヤリティ収入

ベンチャーから製薬会社に導出された医薬品候補物質が上市した場合、その売上の一定割合としてベンチャーに支払われる対価。

■AMED

日本医療研究開発機構（Japan Agency for Medical Research and Development）の略。エーメドと読む。これまで厚生労働省、文部科学省、経済産業省が担当していた医療分野の研究開発推進計画を取りまとめる司令塔として2015年に設立され、研究者への研究費の配分・管理や研究の支援を行う。

■CRO

医薬品開発受託会社（Contract Research Organization）の略。外部受託機関として企業の基礎研究、非臨床試験、臨床試験の一部または大部分を引き受ける。

■GCP

Good Clinical Practice の略。臨床試験の実施に関する基準。

■GLP

Good Laboratory Practice の略。非臨床試験の実施に関する基準。

■NIH症候群

Not Invented Here の略。自前主義のことで、本書では製薬会社が自社の研究水準の高さに自信を持ち、外部で生まれた技術の採用に消極的だったことを表す。

■PMDA

独立行政法人医薬品医療機器総合機構（Pharmaceuticals and Medical Devices Agency）の略。ピーエムディーエーと読む。厚生労働省所管のもと、医薬品や医療機器などの承認審査を行うほか、健康被害救済や安全性に関する情報提供などを行っている。

■TLO

技術移転機関（Technology Licensing Organization）の略。大学の技術に関する研究成果（知財など）を取り扱い、民間企業への技術移転を担当する機関。

〈著者略歴〉
栗原哲也（くりはら　てつや）
バイオベンチャーキャピタリスト。
東京大学農学部にて、「腸内細菌による消化管の免疫機構への影響」について研究した後、2009年にシティグループ証券入社。投資銀行本部にて製薬業界のM&Aを担当。2012年からはバイエル薬品およびドイツ Bayer AG にてCVC投資やベンチャーのインキュベーションに従事。2019年に新生キャピタルパートナーズに入社し、創薬ベンチャーへの投資を手掛ける。カンパニークリエーションにより設立した創薬ベンチャーで2020年より2022年まで社長を務めた。

〈監修者略歴〉
NLSパートナーズ株式会社
主に日本国内の創薬ベンチャーに投資を行うベンチャーファンド「New Life Science 1号投資事業有限責任組合」（ファンド総額101億円）を運営する新生キャピタルパートナーズ株式会社（東京都港区、代表者・中村学）のメンバーが、後継ファンドのために2022年に設立したベンチャーキャピタルファーム。栗原哲也もパートナーとしてNLSパートナーズに参加する。

創薬の課題と未来を考える
バイオベンチャーがこれから成長するために必要な8つの話

令和5年6月13日　第1版第1刷発行

著　者　　栗原哲也
監修者　　NLSパートナーズ株式会社

発　行　　株式会社ＰＨＰエディターズ・グループ
〒135-0061　東京都江東区豊洲5-6-52
☎03-6204-2931
http://www.peg.co.jp/

印　刷
製　本　　シナノ印刷株式会社

© Tetsuya Kurihara & NLS Partners, Ltd. 2023 Printed in Japan
ISBN978-4-910739-27-4
※本書の無断複製（コピー・スキャン・デジタル化等）は著作権法で認められた場合を除き、禁じられています。また、本書を代行業者等に依頼してスキャンやデジタル化することは、いかなる場合でも認められておりません。
※落丁・乱丁本の場合は、お取り替えいたします。